AF311975

LE DÉFENSEUR

DES ACCOUCHEURS,

ET

LA VÉRITÉ AU PUBLIC.

Explication de la Gravure emblématique , qui paroîtra dans la quinzaine après le jugement,

PROPOSÉE PAR SOUSCRIPTION.

Un Oranger chargé de fleurs et de fruits : d'un côté, à gauche , l'Envie s'arrachant les cheveux , de ne pouvoir le renverser du pied gauche ; elle sera assise sur des rouleaux de papiers , où on lira *Lucine Française ; Avis aux femmes enceintes ; Plaidoyer de Sacombe ;* une colonne renversée , des serpens sortant d'entre les papiers , s'entortillant autour des jambes de l'Envie , pour aller dévorer les fleurs et les fruits. De l'autre côté à droite , Hercule appuyant sa main droite sur la caisse , la gauche tenant sa massue et disant , *il ne bougera pas.*

La devise au bas de la gravure : *l'Honneur des Accoucheurs vengé , en l'an* 13, par Girouard, accoucheur.

Prix de la souscription , 60 centimes ou 12 sous , chez les mêmes Libraires , et l'Auteur.

LE DÉFENSEUR

DES ACCOUCHEURS,

ET

LA VÉRITÉ AU PUBLIC,

A l'occasion de l'Accouchement de Mme TARDIEU, épouse de l'Artiste de ce nom, Graveur de la Marine, et du Procès qui en a été la suite. On y a ajouté deux Lettres sur le même sujet, et une Invocation relative.

PAR GIROUARD,

Accoucheur, ancien Chirurgien des Hôpitaux civils et militaires.

Quicquam ne pulchrius est quam veritas?

Prix 1 franc 80 centimes, ou 36 sous.

SE TROUVE

Chez L'AUTEUR, à la Chapelle, près Paris, n° 58.

ET A PARIS,

Chez MARTINET, Libraire, rue du Coq S. Honoré;
Et chez tous les Marchands qui tiennent les Nouveautés.

AN XIII — 1804.

On trouve chez les mêmes Libraires, du même auteur , *la Rose sans Epines* ou *Vénus affranchie du repentir :* petite brochure in-16 , belle édition , 126 pages , et une gravure analogue ; prix un franc , vélin un franc vingt-cinq centimes : L'*Avis aux Mères et aux Nourrices*, etc. sera donné *gratis* par le Libraire , à ceux qui acheteront le Défenseur des Accoucheurs , etc.

LE DÉFENSEUR

DES ACCOUCHEURS,

ET

LA VÉRITÉ AU PUBLIC.

Irruo, non iracens, sed densis et acutis
circumfundar armis.

M. SACOMBE, Docteur en médecine de la ci-devant faculté de Montpellier, se disant Accoucheur, Professeur d'un collége particulier d'Accouchemens, s'étant fait journaliste anti-césarien, anti-symphizien, chef de dénonciateurs, et accusateur de fautes ou impéries prétendues, voilà l'homme, le héros, et ses titres. Dire les raisons qui portent à parler de lui et le faire connoître, c'est ce que l'on saura par la suite. Ce n'est ni l'envie, ni la jalousie, ni la méchanceté qui conduiront ma plume; c'est le bien général de la société, c'est un corps utile, précieux d'Accoucheurs, outragé par un individu, par un prétendu novateur, un charlatan masqué, qui aura peine à digérer ce que je vais lui présenter, et que le public saura juger. M. Sacombe, avec certaines dispositions, quelques études, un goût particulier pour la médecine, parce qu'il avoit dans son pays un oncle qui jouissoit, à ce qu'il dit, de la plus grande réputation pour les Accouchemens, quoiqu'il n'en eût presque aucune connoissance, il s'est cru pouvoir le surpasser en prenant le grade de Docteur dans une faculté célèbre dont les membres rougiront, sans doute, de le compter au nombre des sujets méritans qui composent le catalogue immense d'un corps qui a toujours été en opposition avec les membres de la faculté de Paris, où on a vu des dissensions très-préjudiciables.

M. Sacombe, ne voulant ou ne pouvant rester au sein de ceux où il prit naissance, jette ses regards vers la capitale. Il accourt à Paris, affublé du bonnet, non pour y exercer la médecine, il a long-temps pensé à l'art des accouchemens, il n'a cependant point étudié la chirurgie, il ne veut pas en suivre les exercices préliminaires ; il se fait précepteur. Il étoit souple, pliant, intrigant et rampant. Rien ne l'épouvante, il veut à toute force devenir accoucheur ; il fait connoissance d'une femme,

une commère, une entremetteuse comme il n'en
manque pas à Paris, il intéresse cette femme,
il lui promet des récompenses, il s'en fait aimer,
et la chronique scandaleuse a dit autre chose;
enfin elle lui prête son ministère pour commencer sa carrière, et le voilà déjà initié. Cette
affidée venoit avec empressement tirer le cordon de la sonnette qu'il avoit fait poser à sa
croisée du collége de Navarre, où il se livroit
à l'éducation, comme précepteur, afin d'avoir
des moyens d'existence. Il séduisoit le portier
pour sortir à heure indue, rejoignoit sa commère, lui mettant dans la main une foible
marque de sa reconnoissance, elle le condui-
soit chaque fois chez des femmes en mal d'enfant, à qui elle avoit vanté des talens qu'il
n'avoit pas acquis: et voilà le célèbre accoucheur.

C'est ce qu'il dit dans un ouvrage sur les
Accouchemens, qu'il a publié quelques années
après. Il ne parle pas des auteurs qui lui ont
servi, il n'en veut reconnoître aucun; il dit
qu'il a tout vu, tout étudié, tout connu dans
la nature même; mais il ne dit pas qu'il ait
suivi des cours d'anatomie, qu'il se soit livré
à la dissection des cadavres, comme moyen
efficace de connoître cette même nature, et les

choses secrètes, étendues et multipliées qui la constituent.

L'ouvrage est absolument neuf, tout à lui, des plus curieux, et intéressant plus particulièrement le beau sexe; il ne l'a point rédigé, à ce qu'il dit, sur une sotte compilation d'auteurs qui, semblables aux perroquets, répètent bien ou mal ce qu'ils ont entendu ou ce que l'on a voulu leur apprendre; il annonce et fait annoncer avec la plus grande emphase dans divers journaux cette œuvre chérie; il pique la curiosité des gens de l'art, il fait sa cour aux dames par quelques épisodes flatteurs, il espère qu'elles s'empresseront d'acheter son livre, et qu'elles lui accorderont leur confiance. Soit que l'édition n'ait pas été complète, parce qu'il payoit mal les engagemens qu'il avoit faits avec son imprimeur, soit qu'il n'ait pu en faire tirer un nombre considérable, au bout de six mois l'édition étoit épuisée.

Desirant en avoir un exemplaire, je vais chez le Libraire indiqué par l'annonce emphatique; j'eus avec lui une conversation qui piqua davantage ma curiosité; il me dit « qu'il » n'en avoit plus, parce que l'auteur aimoit » mieux le vendre lui-même, sur-tout aux » Dames, et qu'il en faisoit même des cadeaux à

» celles qui lui promettoient honneur, confiance
» et parfait attachement » : il me conseille de le
voir, me donne son adresse rue Coquillière.
En nous quittant il ajouta : « Vous verrez un
» homme mielleux, parlant bien, un peu suffi-
» sant, il pourra vous en procurer un si vous
» savez lui plaire; mais c'est aussi un original
» sans copie ».

Du même pas, je cours, me présente, et me
fais annoncer homme de l'art; je suis introduit par une bonne ou une gouvernante,
propre, assez ragoûtante, elle avoit presque
l'air d'une petite-maîtresse; je vis bien cependant qu'elle ne l'étoit pas. Je me nomme, disant
la raison qui m'amène. Le Docteur me pria de
m'asseoir, et dit « qu'il étoit enchanté de voir
» un homme de l'art ». Je lui dis que je venois
de vingt lieues, que j'avois vu dans les journaux
l'annonce de son ouvrage, et que je desirois
en avoir un exemplaire, n'ayant pu m'en procurer un par lettre au Libraire. Il se mit à sou-
rire, et me dit « qu'il ne lui en restoit plus que
» deux exemplaires, ayant presque tout vendu
» aux Dames ». Il ouvre une malle qui étoit dans
un cabinet en face de moi, il lève quelques
hardes, me présente la brochure *in*-8°. en me
disant « qu'il se faisoit un vrai plaisir de m'en

» céder un, parce que je lui paroissois instruit ».
Il ajouta : « Le papier-monnoie perd beau-
» coup de sa valeur (c'étoit en juin 1793), je
» vous le donnerai pour cent sous, il se ven-
» doit 3 livres en argent ». Je ne marchan-
dai pas ; après une conversation d'un quart-
d'heure, j'emportai l'objet de mes desirs, et ne
lui ai parlé depuis.

J'ai lu avec attention cette nouvelle et prétendue doctrine, j'en ai médité le pour et le
contre ; j'ai vu des citations de la Luciniade,
du même auteur, ouvrage poétique, orné de
fleurs brillantes et n'étant pas sans mérite, et
je puis dire que s'il avoit toujours écrit en
prose comme en vers français, on auroit eu
d'assez bons morceaux. Ce qui m'a fait plaisir,
sont les éloges courts d'auteurs existans, et qui,
par un contraste bien singulier, servent aujourd'hui à sa haine et à sa jalousie.

J'ai vu ce système presque tendant à faire
une espèce de révolution dans l'art des accouchemens, ces prétendues nouvelles découvertes, ces secrets de la nature qu'il dit connoître seul, d'autres secrets encore plus grands
qu'il emploie pour faire accoucher, dit-il,
presque sans douleur. Il combat avec force
ces saignées de précaution pendant la gros-

sesse, assurant que c'est la source de divers accidens, la cause d'accouchemens laborieux ou fâcheux, même de la mort de plusieurs mères et de leurs enfans venant avant terme ; il en cite quelques observations, sont-elles vraies ou supposées ? je ne puis le prouver : je les redoute.

Il condamne les manœuvres indiscrètes et déplacées de beaucoup d'accoucheurs et sages-femmes ; il ne veut pas de cet arsenal immense d'instrumens pour terminer les accouchemens laborieux, il prétend qu'il n'y en a point de contre-nature, que la seule main doit suffire, que la sienne par excellence et privilége exclusif est la seule, l'unique à l'effet de faire enfanter toutes les femmes sans accidens quelconques ; il dit que toutes femmes capables d'engendrer, sont susceptibles et doivent mettre au jour leurs enfans semblables aux femelles qui mettent bas leurs petits sans aide. Selon cette opinion, pourquoi publie-t-il son ouvrage ? pourquoi sa doctrine ? Il n'y a pas plus besoins d'accoucheurs et de sages-femmes que de cette main unique et privilégiée. Il ne veut pas plus d'opération césarienne que de la sigaultine ; il faut briser tous les instrumens des *Palfin*, des *Chapman*, des *Mauriceau*, des *Heister*, des *Deventer*, des *Lamotte*, des *Levret*, des *Semelie*, des *Roonhuisen*, des *Sigault*, des *Lauverjat*, et une infinité d'autres dont les uns mutiloient les enfans, leurs perçoient ou écrasoient le crâne; d'autres pourfendoient et éventroient impunément les femmes; d'autres enfin employoient toujours des instrumens au détriment des mères et de leurs fruits. Si nous ne pouvons, ajoute-t-il, les briser, regardons-les rouiller dans la poussière et la fange des cabinets des vieux routiniers, et ils attesteront aux générations futures la honte et la barbarie de ceux qui les ont inventés, comme de ceux qui osent encore les employer.

Selon lui il n'y a point de rupture spontanée de la matrice, elle est toujours l'effet d'un corps extérieur introduit dans l'intérieur, et c'est, dit-il, la main de l'accoucheur. On lui répondra, lorsque la dilatation n'aura pas eu lieu malgré de grandes et fortes douleurs; si elle n'est que partielle ou très-petite; si la femme accouche pour la première fois; si le vagin n'est point abreuvé de glaires, de sérosités, est-il possible d'introduire la main ? Ne peut-il pas arriver une chute en descendant ou en montant sur le lit ? Une femme ne peut-elle pas se laisser aller à la renverse, si on ne la soutient pas pour se coucher ? Alors la rupture peut se faire. Introduira-t-on tout de suite la main ? Ne vaut-il pas mieux essayer de procurer par gradation cette dilatation que l'on ne peut souvent obtenir ? Si elle étoit complète, on ne peut encore introduire la main lorsque la tête est descendue dans la moitié du petit-bassin ; faut-il et peut-on repousser la tête ? On l'introduira toutefois que la dilatation est complète, que les membranes sont ouvertes, que la tête ne se présente pas, ou n'est pas descendue, que le vagin est abreuvé de glaires, et que les eaux coulent d'instans en instans pour ne pas faire souffrir horriblement, sur-tout si c'est un premier enfant, et si la main de l'accoucheur est grosse, on doit toujours enduire la main de corps graisseux ou mucilagineux.

M. Sacombe ne connoît pas l'amincissement du corps ou portions de la matrice ; il dit que l'enfant ne peut rien, ne fait rien sur ce viscère dont les fibres peuvent résister à tous les efforts qu'il fait pour sortir ; enfin aucunes convulsions de cet organe ne peuvent être assez fortes pour occasionner la rupture. Il soutient que si elle venoit à avoir lieu, l'en-

fant si-tôt sorti dans l'abdomen aussi-tôt mort,
et qu'il est impossible de le retirer vivant
par l'opération césarienne. Quel entêtement !
quelle ignorance ! quelle absurditée ! M. Sacombe n'a pas les moindres principes de la
chirurgie, de l'anatomie, des opérations.
Parce qu'il n'a jamais vu ces cas dans le cours
de sa pratique, et qu'il n'a pas su faire l'opération césarienne, il nie tout, et se déclare
sans scrupule anti-césarien : les opérations
qui prouvent la survivance d'enfans à leurs
mères et extraits de l'abdomen après la rupture, des mères et leurs enfans sauvés par
cette même opération, d'autres à qui on l'a
faite plusieurs fois, cela ne peut entrer dans
son cerveau. Cette femme du Bourg-la-
Reine, à qui la reine fit une pension pour
le courage et l'indifférence qu'elle montroit
à se laisser opérer. Cette autre du Berry, qui
accoucha neuf fois par ce moyen employé
par le même Accoucheur; la dixième, son sauveur étant mort, un autre lui fit, elle en
mourut ; tout cela est faux, dit M. Sacombe,
ce sont des faits mensongers, controuvés,
copiés par des ignorans, parce que la matrice ne se cicatrise jamais. Il n'y a que ce
qu'il sait, ce qu'il dit, ce qu'il fait, qui soit

digne de foi, on ne l'en croira pas sur sa parole. *Omnis homo mendax et semper mendax. Qui vult non mentiri , semper verum dicere debet ; non est iste Sacombus.*

On connoît ses moyens, ses jactances et les raisons qui le portent à se conduire de la sorte. N'a-t-on pas vu ses petits papiers donnés à la main, au Pont-Neuf, à la borne, envoyés même en forme de lettre? On a vu ses placards en profusion où on pouvoit lire des grands mots, des titres superbement honorables ou qu'il croyoit tels, avec une très-petite énumération de ses œuvres. On a vu aussi ses divers changemens de domicile, ils ont été fréquens depuis qu'il est sorti du collége de Navarre; chaque année, six mois, trois mois, en faisoient éclore. On sait ceux qu'il a faits furtivement en déménageant la nuit par les croisées, pour ne point payer de location ; c'étoit pour se faire connoître, pour acquérir de la réputation : il s'y est fort bien pris sous divers rapports. Il s'annonçoit toujours comme le seul capable d'accoucher toutes les femmes, sans accidens, sans instrumens ; il avoit bien l'attention de ne pas dire toutes les fois, qu'il s'étoit mal-adroitement servi de ceux-ci, et il a toujours passé sous silence les événemens fâcheux qui lui sont arrivés.

Si on lui parloit d'une infinité de détails de diverses maladies des femmes, qu'il assuroit par ses petits papiers et ses placards guérir mieux que les autres, il diroit sûrement que cela est très-vrai : mais soit insuccès, soit par une fatalité inconcevable, il n'a pu agrandir l'empire de sa réputation et gagner plus de confiance ; on a su l'apprécier. Désolé, confondu dans la tourbe des ignorans et des charlatans, il a voulu en sortir. C'est alors que pour prouver qu'il ne méritoit pas une pareille injustice, il forma le projet d'établir un collége et fonder son école anti-césarienne ; il en rédige les statuts et réglemens qu'il envoie aux autorités constituées ; il veut rivaliser les écoles de médecine, de chirurgie, les divers amphithéâtres particuliers, il espère les réduire au néant ; il se met à la poursuite des professeurs dont il veut renverser les chaires. Il a écrit les plus grandes diatribes contre M. Fourcroi ; on m'a dit qu'il avoit donné un soufflet sur la joue de M. Pelletan, sur le Pont-Neuf ; je sais ce qu'il a dit de lui ; je sais ce qu'il a dit de M. Beaudelocque, de M. Dubois, de

M. Boyer de la rue de la Bretonnerie, et d'une
infinité d'autres qui lui portent ombrage. Il se
persuade que la nouvelle doctrine qu'il veut
enseigner en opposition avec celle de tous
les auteurs, passera sans difficulté. *Omnibus
invisa est stolidæ jactantia mentis*, a dit
M. Demangeon dans « l'examen critique de
» la doctrine et des procédés de Sacombe,
» dans l'art des accouchemens, etc. ». Et qui
mieux que lui a su l'apprécier puisqu'il a
suivi son cours. Il nous dit, page 153 : « Le
cit. Lacombe ne s'est jamais mis au niveau
des connoissances acquises dans l'art, avant
de l'exercer et de parler de ses découvertes.....
Indocile et inaccessible à l'expérience et aux
leçons des autres, il a voulu recréer, et cet
ouvrage qui a paru en l'an VII, n'est pas
sans mérite, et je conseille aux gens de l'art
qui voudront connoître à fond la doctrine en-
seignée par Sacombe à ses élèves, de le lire. Il se
trouve chez l'Auteur, et chez Fuchs, libraire,
rue de Seine, hôtel La Rochefoucault, et chez
Méquignon l'aîné, près l'Ecole de Médecine.

Si M. Sacombe vouloit faire l'énumération des auteurs, à commencer par *Hippocrate*, qui pratiquoit la médecine en Grèce,
environ 460 ans avant l'ère chrétienne,

et le plus ancien écrivain dont la postérité nous ait conservé les écrits , il diroit sans doute, que c'étoit un déchireur d'enfans par morceaux, et qu'il se servoit de machines ; il diroit que *Platon*, qui est venu immédiatement après *Hippocrate* , s'explique dans son *Timeus* , d'une manière également étrange et romanesque. *Aristote* a écrit très-peu de chose, ou peut-être rien du tout, de ce qui concerne la pratique des accouchemens. *Celse,* que l'on croit avoir vécu sous le règne de l'empereur Tibère, a servilement copié Hippocrate ; il se servoit de crochets sans en savoir davantage ; il séparoit la tête du tronc et tiroit le tout pièce par pièce. *Moschion* pratiquoit à Rome sous le règne de Néron, ouvroit les têtes lorsqu'elles étoient trop grosses, &c. *Rufus Ephesius* vivoit du temps de Trajan , il étoit anatomiste et non accoucheur. *Galien* vivoit du temps de l'empereur Adrien , environ six cents ans après Hippocrate, il a écrit très-peu de chose sur les accouchemens. *Oribase,* médecin de l'empereur Julien , n'étoit point accoucheur, il avoit été appelé le singe de Galien , parce qu'il n'avoit fait que copier ses écrits. *Aetius* a copié les auteurs qui l'avoient précédé, il a exercé l'art des accouchemens ; mais il tordoit et coupoit les membres des enfans qui ne venoient pas naturellement ; il se servoit des crochets et perçoit le crâne.

Paul Æginette, ainsi nommé de l'île d'Egine en Grèce, sur la côte de la Morée où il prit naissance, est l'auteur le plus étendu sur notre matière ; il est le premier Accoucheur célèbre, ayant les principes d'*Aetius*. D'après *Philomenus*, on ne peut lui refuser d'avoir été très-clair et très-exact. *Serapion*, auteur arabe, n'étoit que médecin, prédécesseur de *Rhazis* son compatriote, qui fleurissoit à *Bagdad* vers la fin du neuvième siècle ; il nous a laissé peu de choses sur les accouchemens. *Avicenne*, médecin à *Ispahan*, au commencement du dixième siècle, avoit acquis par ses écrits une haute réputation dans l'Asie et l'Europe ; sa doctrine devint celle de toutes les écoles de médecine jusqu'à la restauration des lettres ; sa pratique est d'après *Paul Æginette*, *Philomenus* et *Rhazis* ; il donna la manière d'employer le filet pour tirer la tête, et lorsqu'on ne peut réussir, il dit se servir de pinces ; et si tous ces moyens sont infructueux, il conseille d'ouvrir le crâne pour le vider. *Albucazis*, auteur arabe, exerçoit à Cyropolis, ville de Médie, du onze au douzième siècle ; on prétend que c'est le même qu'*Alsaharavius* ; il suivoit la pratique d'*Avicenne*, d'*Aetius* ; c'est lui qui a donné la description et les figures des instrumens en usage de son temps ; savoir un *vertigo* pour dilater ou ouvrir l'orifice de la matrice à peu-près de la même forme que le *torculum - volvens* de *Rhazis*, deux autres instrumens propres à remplir les mêmes indications ; mais aucun de ces instrumens n'approche du *speculum matricis.* On trouve aussi un *repoussoir impellens* pour soutenir le corps de l'enfant pendant que l'opérateur travaille à remettre la tête en position naturelle ; deux sortes de pinces d'une figure circulaire, armées de dents intérieurement, pour écraser la tête lorsqu'elle est trop grosse : il appelle la plus grande *Almisdach* et l'autre *Misdach*, enfin deux différentes sortes de crochets.

Après le douzième siècle, la médecine commença à décliner en Asie, jusqu'en 1484, qu'elle prit un nouveau lustre en Angleterre, où un nommé *Linacre*, natif de Cantorbery, homme consommé dans toute sorte de littérature, projeta de fonder le collège de médecine à Londres, et en fut lui-même étabi président perpétuel, par lettres-patentes d'Henri VIII. Le docteur Raynalde publia un livre sur les accouchemens, en 1565, il le traduisit du latin en anglais ; il observe que l'édition latine avoit été traduite et publiée précédemment en langue hollandaise, française, espagnole et plusieurs autres ; mais que l'auteur latin étoit Eucharius Rodion, qui l'avoit traduit de l'original hollandais en 1532 ; il a été fort estimé dans l'Allemagne, et répandu par toute l'Europe, par les diverses traductions.

Dans le seizième siècle, entre les années 1530 et 1590, il y a eu plusieurs auteurs de considération, et en 1596, on publia à Bâle un recueil des ouvrages de ceux qui s'étoient les plus distingués jusqu'alors ; il est in-4°. intitulé *Gynæciorum Commentaria*; en 1597, ce recueil fut réimprimé in-folio, à Strasbourg, par les soins d'*Israël Spachius*, professeur en médecine en cette ville, il y ajouta les ouvrages de deux auteurs dont il n'avoit point été parlé dans la première édition. *Félix Platerus*, anatomiste, natif de Bâle, est le premier de ce recueil ; ensuite est l'édition des ouvrages de *Moschion*, revue et corrigée

B

par *Conrard Gesner*, et publiée par son disci-
ple Gaspard Wolph , du pays de Turgare en
Suisse. On y trouve ensuite l'*Harmonia Gynœ-
ciorum*, recueilli des ouvrages de *Cléopatre*,
de *Moschion* , de *Théodore* , de *Priscien*, et
d'un autre auteur que Gaspard Wolphe a purgé
de ce qu'il y avoit d'inutile. Après ce recueil, il
place un ouvrage publié par les fils d'*Alde* à
Venise, sous le nom d'*Eros* ou *Tortulu ; Nicolas Laroche*, français, y occupe la cinquième
place ; ses ouvrages imprimés à Paris , ne sont
qu'un extrait des Grecs et des Arabes ; il y a
ajouté quelques observations de lui - même.
Après lui, est *Louis Bonacioli* de Ferrare ; ses
ouvrages ont été publiés à Strasbourg. Le septième est *Jacques Dubois*, d'Amiens en Pi-
cardie. Le huitième est *Jacques Rueff*, dont
l'ouvrage parut d'abord à Zurich , ensuite à
Francfort , c'est lui qui donna le premier
plan du *Speculum Matricis*, que l'on a maintenant abandonné, ainsi que sa méthode de
manœuvrer les accouchemens dans les diverses positions de l'enfant. Le neuvième est
Jérôme Mercurial, médecin à Padoue, ayant
exercé à Venise et à Bologne , et dont la
pratique est à-peu-près la même que *Rueff.*
Le dixième est *Jean-Baptiste Montan*, de

Padoue. Le onzième , *Victor Trincavelli*, de Venise. *Albert Bottoni*, de Padoue, le douzième. Le treizième *Jean Lebon* , médecin du roi et du cardinal de Guise. Le quatorzième *Ambroise Paré*, écrivain célèbre, le restaurateur de l'art des accouchemens , qui pratiquoit à Paris dans le seizième siècle ; ses ouvrages ont été traduits en latin par *Jacques Guillemau*, son élève ; il a très-peu changé aux anciennes notions que ses prédécesseurs avoient sur les maladies et sur les remèdes, jusqu'à ce que l'immortel *Harvée* nous ait développé le mécanisme de la circulution du sang. *François Rousset* vient ensuite , c'est lui qui a le plus amplement écrit sur l'opération césarienne. *Gaspard Bauhin* a traduit ses ouvrages en latin. M. *Simon* rapporte plusieurs observations d'après lui , et publiées dans les mémoires de l'académie de chirurgie de Paris. *Spachius* place ici une planche au sujet d'un embryon pétrifié, qui a resté 28 ans dans la matrice , d'où il n'a été retiré qu'après la mort de la femme. *Gaspard Bauhin* , professeur à Bâle, occupe la dix-huitième place dans ce recueil, et c'est de lui dont il vient d'être parlé ; après lui est *Maurice Cordier*, médecin de Paris ;

il a donné ses commentaires sur Hippocrate où il rapporte à la fin, l'histoire de l'embryon pétrifié, d'après le témoignage de *Jean Alboi*, médecin de Sens, où il a vu ce fait. *Martin Akakia*, de Paris, vient ensuite, et le dernier est *Louis Mercat*, espagnol ; cet auteur a donné des idées lumineuses, il s'élève contre l'opération césarienne, qu'il dit être trop cruelle et dangereuse : c'est vers la fin du seizième siècle ou dans le temps de *Paré* et *Guillemau* son élève, qui nous a laissé des écrits aussi savans que judicieux, que la chirurgie en général fut cultivée avec plus de soin, et fit plus de progrès à Paris que dans aucune partie du monde ; c'est alors que l'art des accouchemens commença à se perfectionner ; c'est en ce temps que la belle littérature vint à fleurir en France, et des hommes également habiles, et versés dans la pratique, disputèrent avec succès la vie de quantité de mères et d'enfans dont la mort sembloit déjà se faire un triomphe. En 1668, François Mauriceau appuyé sur une pratique de plusieurs années, ayant donné des preuves de son industrie peu commune, et de sa grande expérience, tant à l'Hôtel-Dieu que dans la ville de Paris, publia son traité des accouchemens, qui surpassoit tout ce que l'on avoit dit jusqu'alors. Il se servoit de bandes de linges en forme de lacs qu'il falloit introduire et passer sur la tête, au moyen de trois instrumens; mais la difficulté de réussir en certain cas, lui fit inventer l'instrument qu'il appela *tire - tête;* on ne pouvoit s'en servir sans avoir fait une incision aux tégumens sur les os du crâne; il falloit supposer l'enfant mort ou le sacrifier. Nous avons à présent d'autres moyens plus efficaces; il ne connoissoit point le *forceps.* Sa partie médicale est si étendue, que *Boerhaave* le cite souvent, ainsi que *Mercat* l'espagnol. Il a laissé beaucoup d'aphorismes fort judicieux; ils ont été traduits en différentes langues, de même que ses ouvrages qui ont également été approuvés et recherchés de tous les étrangers.

Le docteur *Chamberlain* et ses trois fils, pratiquoient avec beaucoup de réputation à Londres, dans le temps que Mauriceau fleurissoit à Paris; c'est un des trois fils, père du docteur *Hugh Chamberlain,* qui a traduit en anglais, le traité des accouchemens de Mauriceau. Ils se servoient de crochets et du tire-tête, ils en reconnurent les inconvéniens, et tenoient secrète la découverte d'un instrument, qui n'étoit que le *forceps*, dont l'usage n'a été connu qu'en 1733, et ce fut *Chapman* qui en gratifia le public par la description.

Il y avoit d'habiles praticiens à Londres dans le dernier siècle, même avant que *Mauriceau* eût été traduit en anglais ; mais le livre de *Guillemau* le fut auparavant, et on y laissa subsister les notions absurdes sur les maléfices et les amulettes.

Vers la fin de ce même siècle *Nicolas Culpeper*, écuyer, étudiant en médecine et en astronomie, publia, en anglais, *le Guide des Sages-Femmes*, dont la théorie et la pratique ne sont autre chose que l'extrait des ouvrages d'*Hippocrate*, *Galien*, *Aetius*, &c. Il renvoie le lecteur aux traductions qu'il fit des ouvrages de *Sennert*, de *Rivière*, de *Rioland*, de *Bartholin*, de *Johnston*, de *Veslinge*, de *Roland*, de *Sanctor*, de *Cole*, enfin à un autre ouvrage qu'il a publié sous le titre de *Médecin Anglais ;* et malgré cette grande érudition, ses ouvrages contenoient de grandes absurdités, que plusieurs sages-femmes adoptoient par foiblesse d'esprit.

Après lui, le docteur Salmon a aussi beaucoup traduit et travaillé d'après les anciens, on lui suppose l'ouvrage intitulé *les Accouchemens d'Aristote,* dont il y a eu nombre d'éditions, et qui a beaucoup contribué à entretenir la confiance dans les merveilleux effets de différens remèdes.

En 1706, *Mauriceau* publia un second volume qui renferme environ 800 observations, il se servoit de crochets dans bien des cas ; sa vingt-sixième observation est celle qui ne lui fait pas honneur ; mais il la rapporte plus pour faire connoître son malheur, afin qu'il n'arrive pas à d'autres que pour en tirer gloire. Il seroit à desirer que tous les praticiens en fissent autant. Il n'y avoit point alors de *Sacombe,* pour demander la plus grande sévérité des loix.

A l'exemple de Mauriceau, plusieurs écrivains français nous ont fait part de leurs connoissances sur le même sujet. Les ouvrages de *Portal,* de *Peu,* de *Dionis,* ont été le fruit de cette émulation excitée par Mauriceau ; mais aucuns d'eux ne l'ont surpassé. Dans le même temps *Saviard* nous a fait part de ses observations, elles ne sont point à mépriser.

Henri Deventer, pratiquoit aussi dans le

même temps la médecine, à Dort en Hollande ; il publia en 1701, ses réflexions sur les accouchemens ; il prétend avoir fait plusieurs découvertes qui paroissent faisables à ceux qui n'ont pas beaucoup pratiqué ; il avoit une théorie qu'il dit être la sienne ; on trouve dans son ouvrage des choses fort importantes, et sa manière de dilater l'orifice de la matrice, mérite une attention particulière. *Guillaume Mosquet de Lamotte*, chirurgien de Valogne en basse - Normandie, s'est aussi beaucoup distingué. En 1715, il publia un traité d'accouchemens, qui après Mauriceau est le meilleur, il contient environ 400 observations et des réflexions fort judicieuses. Il paroît qu'il ne connoissoit pas le *forceps ; Deventer* et lui ont beaucoup crié contre l'usage des instrumens : l'ouvrage *de Lamotte* a été traduit en plusieurs langues. *Amand*, chirurgien de Paris, publia en 1714 ses observations sur le même sujet, il ne connoissoit pas le forceps ; il décrit une coiffe de soie faite en réseau, avec laquelle il dit qu'il faut envelopper la tête engagée ou restée dans la matrice. C'est une perfection du filet dont il a été parlé, et qui n'est guère praticable, surtout quand la matrice est contractée, quand la tête est engagée ou qu'elle est trop grosse en proportion du bassin trop étroit.

Edmond Chapman, a pratiqué pendant plusieurs années à la campagne, avant de s'établir à Londres, où il publia en 1733, un abrégé de la pratique des accouchemens ; il est le premier qui ait donné la description du *forceps* dont les *Chamberlain* faisoient tant de mystère. Le docteur *Hody*, donna l'année suivante les observations de *Giffard*, dans lesquelles se trouvent plusieurs remarques fort importantes, et l'histoire de plusieurs accouchemens pour lesquels il s'étoit servi du forceps.

Heister, professeur à Helmstadt, petite ville du duché de Brunswick, publia à Amsterdam en 1739, un traité de chirurgie, dans lequel on trouve un précis clair et distinct, de la pratique des accouchemens et de l'opération césarienne ; sur la foi de M. *Schlitting*, médecin à Amsterdam, il donna dans la dernière édition de ses instituts de chirurgie, la description et la figure d'un instrument qu'on croyoit être celui de *Roonhuisen*. M. Ould, chirurgien de Dublin, publia en 1742, un traité de pratique d'accouchemens, assez estimé ; il parle d'un *terrebra occulta* qu'il préfère aux ciseaux, lorsque les circon-volutions du cordon autour du col de l'enfant retardent l'accouchement.

A-peu-près dans le même temps, *Semelie*, docteur-médecin-professeur, donna aussi un traité théorique et pratique d'accouchemens, il fit quelques changemens au forceps; il indique quand et comment il faut se servir du crochet : l'ouvrage est très-estimé et nous sommes redevables à M. de Préville, méde-cin, de la traduction en français.

M. Menard, publia l'année suivante, un livre par demandes et par réponses, c'est lui qui inventa le crochet courbe en place du crochet droit.

Enfin Levret nous a donné une plus grande perfection du *forceps*, en a étendu l'usage, et a perfectionné le *tire-tête* à trois branches, pour extraire la tête restée dans la matrice après le décollement. Outre ces auteurs, on trouve quantité d'observations fort curieuses et assez souvent extraordinaires, dans *Schen-kius*, *Hildanus*, *Bonetus*, dans les Trans-sactions philosophiques, dans les Mémoires de l'académie des sciences, et de celle de chirur-gie de Paris, et dans les Essais de médecine de la société d'Edimbourg.

Sur les maladies des femmes et des enfans, on ne peut consulter de meilleurs ouvrages que ceux de *Mauriceau*, *Sydenham*, *Harris*, *Boerhaave*, *Friend*, *Hamilton*, *Hoffman* et *Schaw*.

Pour ne point être la dupe d'une vaine théorie, des conjectures trompeuses et le plus souvent fausses des anciens et des modernes, les jeunes praticiens doivent se prémunir contre toutes les hypothèses que l'on a inventées, car elles sont sujettes à beaucoup de difficultés, et que le plus souvent le premier système a été détruit par celui qui l'a suivi. Les ouvrages des anciens contiennent beaucoup de bonnes choses ; mais il en est quantité d'inestimables et souvent masqués du voile de l'ignorance et de la superstition. Si on pèse bien ces désavantages, on sera surpris de trouver tant de bonnes observations dans le cours de leur pratique.

Si je suis entré dans l'énumération de la plus grande quantité des auteurs anciens, c'est pour suppléer au vide qu'a laissé M. Sacombe dans son plaidoyer, puisqu'il n'a parlé que de cinq à six auteurs, encore s'est-il permis d'en dénigrer plusieurs. Je me suis resserré autant que j'ai pu. Ceux qui voudront

en savoir davantage, trouveront de quoi se
satisfaire dans l'Histoire de la Médecine de
M. *Leclerc* et dans celle de M. *Freind*.

Je rentre en matière du sujet que j'ai commencé, et j'ai laissé M. Sacombe à son école
anti-césarienne. Il a dit qu'il ne citeroit point
à ses élèves, les *Levret*, *Puzos*, *Pean*, *Barbeau*, *Lebas*, *Deleurye*, *Lefebvre* et autres.
Nous savons cependant qu'il caressera M. Al-
phonse Leroy; mais il veut être le seul professeur, il veut choisir ses élèves, il leur fera
prêter un serment aussi absurde qu'insigni-
fiant, de ne point révéler les prétendus secrets
des découvertes qu'il n'a point faites : il dit
qu'il fera tout à ses dépens. Quels seront ceux
qu'il aura à faire, puisqu'il obtint, sous le
gouvernement directorial, la salle dite des
Ducs et Pairs, au Louvre, destinée déjà à
d'autres séances ?

Il est tenu, par ordre des autorités constituées, de se concerter avec les autres pour ne
point les déranger. Il en fait usage quelque
temps, il professe sa prétendue doctrine en
contradiction avec les autres accoucheurs,
avec la physique, avec la géométrie, et avec
lui-même. Il permet à ses élèves de lui faire
des objections; plusieurs lui en font, il s'en

trouve choqué au point qu'il leur dit qu'il ne permettra plus qu'on lui en fasse, il leur dira simplement les vérités sans prétendre qu'ils les adoptassent, parce qu'il savoit bien qu'il y avoit une ligne de démarcation entre lui et son siècle. Il élève une colonne plus à sa honte qu'à celle de ceux qu'il y inscrit et de ceux qu'il dit devoir inscrire. Ce n'est pas tout ; il fait un défi général à tous les accoucheurs de lui livrer une femme dont les vices du bassin présenteroient des obstacles à l'accouchement par les voies ordinaires. Il en écrit aux ministres, aux autorités constituées, on le renvoie avec sa pétition à l'Ecole de Médecine. Il veut que l'état de cette femme, qui lui sera présentée, soit constaté par écrit, signé de ceux qui auront reconnu les vices de conformation, et l'impossibilité absolue de ne pouvoir accoucher sans l'opération césarienne. Il parie sa tête (pari de fou) qu'il terminera avec sa main, sans instrumens ; on rit de lui à l'école, et il dit qu'on l'a refusé, qu'on s'y est toujours opposé.

Cependant il fait tant qu'il trouve la femme Picamelot, épouse d'un traiteur, rue Neuve des Bons-Enfans, n° 3. « Cette femme, âgée » de vingt-neuf ans, accoucha pour la pre-

» mière fois d'un enfant à terme, le 22 avril
» 1790. Trois accoucheurs, mandés successi-
» vement, ne purent faire l'extraction de l'en-
» fant qu'en vidant le crâne.

» Vers la fin de 1792, enceinte et à terme,
» l'enfant fut décollé; sa tête, restée dans la
» matrice, fut expulsée spontanément par ce
» viscère, après que la femme eut resté dix-
» sept heures dans le bain.

» Au commencement de 1795, la femme Pi-
» camelot, enceinte de sept mois, et effrayée de
» ses deux précédens accouchemens, consulta
» un accoucheur qui lui conseilla de provo-
» quer l'avortement au terme où elle se trou-
» voit, c'est-à-dire, à sept mois et quelques
» jours. Cet accoucheur, adoptant l'opinion
» de quelques hommes célèbres qui ont pensé
» qu'on pouvoit avoir un enfant vivant à cette
» époque, il rompit les membranes, et quinze
» jours après, à la suite d'une hémorragie très-
» abondante, l'enfant fut extrait en entier,
» mort.

» Vers la fin du mois de frimaire an v, la
» femme Picamelot lui fut adressée par plu-
» sieurs accoucheurs. On ne les nomme pas.
» Mandé chez elle, il la trouva atteinte de
» douleurs spasmodiques, il la toucha, et lui

» assura qu'elle n'accoucheroit pas encore de
» deux mois. Ce pronostic, qui reculoit de
» deux mois la fatale époque de l'accouche-
» ment, fut aussi efficace pour elle que les
» antispasmodiques prescrits, et lui mérita sa
» confiance. Quelques jours après elle alla chez
» lui, et lui dit qu'elle craignoit qu'il ne l'ac-
» couchât pas à terme, que quelques personnes
» dignes de foi lui avoient assuré qu'elle ne
» devoit pas compter sur ses promesses, qu'il
» feindroit alors d'être occupé ailleurs. Eh
» bien! lui dit-il, répondez à ces mêmes per-
» sonnes que je ne vous accoucherai pas, et
» soyez persuadée que je quitterois en travail
» la personne qui me seroit la plus chère pour
» voler à votre secours. Cette promesse la ras-
» sura, et, le 29 pluviôse an v, il se rendit
» auprès d'elle pour l'accoucher. Il dit qu'en
» vingt-six heures de temps, il fit l'extraction
» de l'enfant par les pieds; il étoit à terme, en-
» tier et très-volumineux, mais mort........
» ....
» ....

» Le 21 germinal an vii, à trois heures de
» l'après-midi, il fut mandé pour accoucher
» la femme Picamelot; c'étoit son cinquième
» accouchement. La dilatation de l'orifice étoit

» très-peu considérable, et il la laissa jusqu'à
» la rupture des membranes, qui eut lieu le
» lendemain 22, à dix heures du matin. Il dit
» que la fétidité des eaux le convainquit de
» la mort de l'enfant, et que dans un bassin
» aussi vicié, il ne pouvoit terminer cet accou-
» chement par les pieds sans s'exposer au dé-
» collement de l'enfant, accident d'autant plus
» funeste, qu'il est plus difficile d'extraire de
» la matrice un corps rond et volumineux. Il
» employa les moyens médicaux qu'il crut
» propre à opérer l'expulsion de l'enfant, sans
» compter sur les efforts de la nature à raison
» de la mort de l'enfant ».

Ah! M. Sacombe, quel contraste d'opinion
et d'action avec l'accouchement précédent
dont vous avez prétendu avoir tiré la plus
grande gloire!

« Vingt-deux heures après l'écoulement des
» eaux, il fit l'application du forceps, pour
» n'avoir rien à se reprocher; il ne put réussir.
» Il prévint le mari qu'il ne pouvoit faire l'ex-
» traction qu'à l'aide du crochet. A sept heures
» du matin il vida le crâne sans faire l'ex-
» traction d'aucun os de la boîte osseuse; il
» saisit un bras de l'enfant qu'il enveloppa
» d'un linge sec, et il céda bientôt à ses efforts,

» à cause de la putridité. Il en fit autant à l'autre
» bras, il introduisit le crochet, saisit la colonne
» vertébrale, et fit avancer le tronc jusqu'au
» bassin. Là il laissa reposer la femme un
» quart-d'heure, et recommença ses manœu-
» vres, auxquelles il ne put suffire long-temps ;
» et pour donner du relâche à la femme et se
» reposer, il appliqua sur le ventre un cata-
» plasme ou omelette aux œufs avec de l'huile,
» qui fit tant d'effet, que peu de temps après
» il parvint, avec très peu d'efforts, à extraire
» l'enfant ». Le bassin n'étoit donc pas si vicié.
Je passe ici sous silence le fait de la garde : je
ne le crois pas aussi essentiel à rapporter que
le pense M. Sacombe.

« Il dit que l'accouchée étoit si peu affoiblie
» aussi-tôt après son accouchement terminé, à
» onze heures du matin le 24 germinal, qu'elle
» s'habilla elle-même et se coucha sans secours.
» A midi il sortit de chez elle ; elle l'avoit prié
» de ne revenir que le lendemain, à raison de la
» fatigue qu'il avoit partagée avec elle dans cet
» accouchement, un des plus laborieux que lui
» ait offert sa pratique. Il y retourna cepen-
» dant sur le soir, et la trouva morte, à ce qu'il
» dit, depuis une heure, pour avoir pris un
» petit verre d'eau-de-vie, et à cause de l'excès

» de négligence avec laquelle elle a été servie
» par sa garde, qui s'étoit endormie, ce qui a
» hâté sa mort de quelques jours ». J'ai abrégé
diverses circonstances : je crois en avoir assez
dit pour faire connoître à ceux qui l'ignorent
la maladresse, l'ignorance et la honte que
mérite M. Sacombe, pour avoir terminé seul
cet accouchement, et d'avoir même renvoyé
une garde qui lui déplaisoit avant d'avoir
commencé l'opération.

Voici un autre fait. « La femme Marville,
épouse d'un pauvre malheureux savetier, de-
meurant rue du Sépulcre, n° 711, dans une
malheureuse chambre, manquant de tout.
Cette femme toute contrefaite, parvenue au
terme de sa grossesse sans autre accident que
ceux qui sont très-ordinaires aux femmes enceintes, ressentit les premières douleurs dans
la nuit du 11 au 12 fructidor an VI. Elle fit
appeler un étudiant en médecine, qui l'avoit
saignée huit ou dix jours auparavant. Ce
jeune homme, assez instruit pour reconnoître
à l'examen du sujet que l'état de mauvaise
conformation du bassin mettroit les plus
grands obstacles à l'accouchement, fit venir
sur les six heures du matin M. Daniau, son
professeur, qui fit part à M. Beaudelocque,

vers les dix heures, de ses craintes et de ses vues sur les moyens de délivrer cette femme: Ils résolurent de mander M. Sacombe. Le mari s'y transporte, il prie l'accoucheur de venir secourir son épouse, qui étoit en mal d'enfant: Il lui dit qu'il n'iroit pas, parce qu'il n'a pas été mandé pendant la grossesse. L'infortuné mari le prie au nom de l'humanité; il pénètre au fond de son cœur; aussi-tôt il prend son sac garni des instrumens, et part. Sur les cinq à six heures du soir, il trouve l'impatiente qui croit voir arriver son sauveur. Celui-ci lui prodigue caresses et promesses ; il reconnoît que le travail est bien prononcé; il déclara qu'elle accoucheroit sans le secours des instrumens, et d'un enfant vivant; il resta auprès d'elle avec quelques-uns de ses élèves: ceux-ci fournissent aux besoins nécessaires ; mais il apperçoit derrière la porte un élève qui n'est pas des siens; il l'interpelle, réponses lui sont faites. Il pense que c'est un piége qu'on veut lui tendre, et qu'en renard plus futé que les autres, il reste jusqu'au 17 suivant. Alors il dit qu'il ne l'accouchera pas sans une consultation de médecins et d'accoucheurs. En conséquence nouveaux retards, nouvelles angoisses pour cette infortunée, qui croyoit être bientôt délivrée. Il écrit et fait écrire tant en son nom qu'en celui du mari et de la femme, à MM. Vitet, médecin, et membre du Corps législatif ; Marchais, ancien accoucheur ; Boyer, de l'Ecole de Médecine et chirurgien de la Charité ; Sue jeune ; Leclerc, médecin, et Beaudelocque aîné ; la consultation eut lieu vers les huit heures du soir. Sacombe expose le cas ; il rend compte de ce qui s'est passé depuis environ cinq jours, qu'il étoit resté lui ou ses élèves auprès de cette femme, sans faire connoître les moyens médicaux qu'il avoit pu employer ; il déclara qu'il avoit cru que l'accouchement se termineroit heureusement et d'un enfant vivant, quoique le détroit supérieur fût resserré, et que l'écartement des tubérosités ischiatiques ou le diamètre transversal du détroit inférieur ne lui parût que de dix-huit lignes ; en ce que la nature, qui donnoit à la femme la faculté de concevoir, ne pouvoit lui refuser celle d'accoucher. Il ajouta que s'il avoit publié dans ses écrits qu'il n'existoit pas de cas où la femme ne pût accoucher d'enfant vivant, parce que sa pratique alors ne lui en avoit pas encore offert d'exemple, il reconnoissoit l'existence de ces cas d'après celui qui se présentoit ; mais qu'il espéroit que la femme Marville se délivreroit seule, parce qu'elle étoit en bon état de force et de santé, quoique son enfant fût mort depuis plusieurs jours.

» MM. Marchais et Beaudelocque examinèrent attentivement cette femme ainsi que M. Vitet, qui vint ensuite. MM. Boyer, Sue et Leclerc ne voulurent pas la toucher, de crainte de la fatiguer. Ils jugèrent que le diamètre antéro-postérieur du détroit supérieur avoit entre deux pouces un quart et deux pouces et demi d'étendue, et M. Beaudelocque ajouta que le transversal du détroit inférieur, que Sacombe n'évaluoit qu'à dix-huit lignes, se rapprochoit de sa longueur ordinaire. L'état de la femme ne parut pas aux consultans aussi rassurant que l'annonçoit Sacombe ; la face étoit altérée, la respiration un peu gênée ; la région épigastrique et tout le côté droit du ventre, dans lequel étoient refoulés les intestins, étoient élevés, tendus et météorisés : le pouls fréquent, un peu irrégulier et flasque ; la langue sèche et d'un rouge tirant sur le brun.

» L'avis des consultans fut unanime sur l'état de cette femme, et sur la nécessité d'opérer l'accouchement qu'on avoit déjà trop différé, et à cet effet d'ouvrir le crâne et d'extraire ensuite l'enfant au moyen du crochet. D'accord sur ce point avec tous les autres, M. Beaudelocque ajouta qu'en délivrant cette femme on n'arrêteroit pas les progrès de la maladie, et que l'événement en seroit fâcheux.

» Quoique M. Sacombe parût acquiescer à l'avis des consultans, il vouloit que l'on signât l'opinion prononcée ; personne ne voulut le faire, et il n'opéra l'accouchement que le lendemain 18, entre midi et deux heures, vers le milieu du septième jour de travail. Il fit plusieurs tentatives pour le terminer avec ses mains, il ne put réussir ; il se servit du crochet. La femme mourut le 23 à midi, et sur la fin du cinquième jour de couche. L'ouverture du cadavre a été faite le 25 fructidor, par MM. Marchais, Leclerc, Boyer et Sacombe ; ils ont apperçu extérieurement le vice de conformation des cuisses et des jambes. Le bas-ventre ouvert n'a présenté aucun phénomène d'épanchement quelconque, ni de l'estomac et des intestins, excepté l'arc du colon extrêmement distendu par une grande quantité d'air ; les vaisseaux sanguins étoient un peu plus remplis de sang que les autres ; le foie, la rate, le pancréas et les reins étoient dans leur état

naturel ; mais la matrice et les autres parties
de la génération, tant à l'intérieur qu'à l'extérieur, étoient dans un état de gangrène et de
putréfaction complète. Le bassin examiné a
présenté, 1°. une saillie de la dernière vertèbre
lombaire qui ne laissoit que deux pouces quatre
lignes de diamètre jusqu'à la symphise du
pubis ; le diamètre latéral a offert cinq pouces ;
de l'union du corps du pubis droit avec l'os
iléon à la saillie de la dernière vertèbre des
lombes, l'étendue étoit seulement d'un pouce,
et du pubis gauche l'étendue étoit de deux
pouces et demi ; l'écartement des tubérosités,
des ischions étoit de trois pouces ; la poitrine
et la tête étoient dans leur état naturel ».

Ce fait est rapporté d'après M. Beaudelocque et d'après ce qu'a dit Sacombe dans son
plaidoyer, où il dit que la mort de la femme
Marville doit être attribuée à M. Beaudelocque ; mais cet accoucheur prouve l'ignorance
de Sacombe, ses jactances absurdes. Voilà cet
homme à qui il n'arrive point d'accidens, qui
ne se sert point d'instrumens, qui vouloit pa-
rier sa tête que dans quelque cas que ce fût
il réussiroit avec ses mains et qu'il amèneroit
l'enfant vivant. Voilà ce docteur incomparable qui ne craint ni le jugement de son siècle

ni celui de la postérité ; il dit qu'il a fait son devoir ; c'est bien ou mal : il fait étalage de talens uniques, de découvertes et de secrets, cependant il n'a pu être admis dans aucunes sociétés savantes. Il est du Musée des Artistes, nous aurons occasion plus bas d'en parler. Il a été chassé de son école anti-césarienne après avoir été combattu par ses élèves mêmes ; il a évacué la salle des Ducs et Pairs, la fameuse colonne a écroulé et l'a enveloppé de ses débris. Il n'a rien emporté, puisqu'il n'y avoit rien à prendre qu'il eut pris s'il l'eut apporté.

Ses jactances sont allées en fumée, *nec in vacuum poterunt se extendere rami.* Il est restreint à donner quelques leçons en sa demeure, où on lisoit à la porte de sa chambre, dans l'escalier, écrit en gros caractéres : *Collége d'Accouchemens,* &c. Il voit encore une réputation de manquée. Quelle infortune! il ne se décourage pas, le renard futé ; il cherche l'occasion de se venger, et espère qu'en se faisant journaliste, en publiant une *Lucine française,* il pourra rattraper ce qu'il a manqué. Il fait un prospectus pompeux, emphatique, il l'envoie aux autorités constituées, il le distribue gratuitement à tous ceux qui veulent le recevoir ; car il y en eut qui, au nom de

Sacombe, le jetèrent dans la boue, et d'autres lui renvoyèrent par la poste, ce qui n'étoit pas d'un augure favorable.

Il dit, que c'est une sentinelle vigilante pour les progrès de l'art, un sûr garant de l'humanité souffrante, outragée et privée de la vie par le couteau césarien, un sanctuaire impénétrable, d'où l'on verra ressortir l'esprit sublime qui l'inspire ; il est à la piste des événemens qui peuvent arriver dans la capitale, dans toute la France, par-tout où il aura des abonnés ; il les invite à lui faire passer toute dénonciation ; il leur promet de ne point dire du mal d'eux ; dira-t-il le bien ; annoncera-t-il les belles opérations ? C'est fort douteux, puisque ce journal n'est qu'un infâme libelle, dirigé avec toute la noirceur d'un esprit et d'un cœur pervers. La plume vénéneuse qui lui fait tracer en caractères odieux, des fautes, des impérities, qu'il a soin d'arranger à sa manière, dans des principes erronés, diffus, appuyés d'une doctrine fausse, dénuée de bon sens, en contradiction avec lui-même, avec la physique, avec la géométrie, avec ce qui a pu être écrit de bon et de juste, depuis Hippocrate, le Père de la Médecine.

Tous les écrits de Sacombe, excepté la Luciniade dont j'ai parlé, ses dires, ne respirent que la méchanceté, l'envie, la jalousie atroce, la vengeance signalée, l'orgueil, l'ambition démesurée, l'espoir de faire établir le sceptre de premier accoucheur, pour exercer sa férule sur ceux qui ne seront pas de son parti et qui n'adopteront pas sa doctrine ; enfin, ses démarches, ses mauvaises actions le décèlent tout entier. Nous avons eu différens points en médecine qui ont éprouvé des difficultés à être reçus ; mais ils ont été discutés scientifiquement : s'il y a eu de l'humeur et de l'acharnement, ce n'a pas été au même point, ni à la Sacombe. Non, jamais il n'exista un être pareil ; l'art de guérir, professé, exercé par tant de gens à talens, comme il y en a de médiocres, voit avec peine ce Sacombe porter le nom de médecin-accoucheur. Il a dit dans son plaidoyer, qu'il n'avoit jamais été le cousin de la révolution ; tandis qu'il est prouvé par des personnes qui existent à Paris, par ceux qu'il a dénoncés, et qui ne sont pas morts médicalement, qu'il fut regardé comme le plus fameux dénonciateur; enfin la bête noire que l'on redoutoit: ce qu'on n'a pas de peine à croire, puisque n'ayant

pu parvenir comme révolutionnaire politique,
il espère faire son chemin comme révolu-
tionaire parturien. Nous verrons à la fin quel
chemin il prendra ; je crains pour lui Bi-
cêtre ou Charenton. Car si on lui parloit de
quelques tours de passe-passe , dans différentes
maisons , dont on a plusieurs pièces authentiques , il en a été lu une à la fin d'une audience ; ni madame Sanson, près la porte Saint-
Denis ; ni M. Joly de Fleury , ancien secré-
taire d'état, qui demeuroit alors rue d'Enfer,
où Sacombe alloit voir une cuisinière ; ni les
deux juges de Paix qui ont dressé les procès-
verbaux de ces deux faits ; ni les deux faits
arrivés dans l'appartement du général An-
dréossy, qui étoit de son pays , avec qui il avoit
été au collége ; ni le fait arrivé en présence
de ses élèves, étant à faire un accouchement ,
et d'autres qui vont se découvrir , car il est
fort sur le tapis ; tout cela lui est égal, il dit
qu'il ne rougira pas : cependant à la lecture
de cette pièce , par M. de Lamalle , il a pâli , sa
figure s'est décomposée, je lui ai vu faire des
grimaces , et ne savoir quelle contenance il
devoit prendre. Dans sa réplique à l'audience
suivante , il a dit qu'il ne croyoit pas devoir
repousser une semblable calomnie , qu'elle

éloit absurde ; il a ajouté que c'étoit une affaire étrangère à la cause, qu'il en demanderoit justice quand la première seroit jugée. Bien des gens disoient en sortant de l'audience, qu'il ne pouvoit pas dire autrement, et qu'il n'oseroit pas, car il avoit lieu de craindre que les personnes qui l'avoient ménagé, et n'avoient pas voulu perdre M. le Docteur, ne se prononçassent comme l'esprit public l'est pour l'autre. M. Sacombe, poussé par le démon le plus horrible et le plus vindicatif, voulant écraser ses ennemis jurés qu'il croit voir par-tout, qu'il dit en vouloir à sa vie, qui a plus d'une fois été exposée ; c'est de leur côté qu'il dirige ses regards et ses armes offensives ; les yeux grands, ouverts, le regard farouche, fermant extrêmement la bouche, faisant un peu enfler ses joues, qui marque la crispation de ses nerfs, un bruit sourd frappe son tympan, il tressaille, le bruit recommence et devient plus clair ; il entend. Accouchement malheureux, événement fâcheux, arrivé à un professeur ; il tressaille davantage, il sourit et dit, que dites-vous ? Oui à M. Beaudelocque, cet événement est tel qu'il est arrivé à plusieurs, et qu'il peut arriver à tout accoucheur. « Cela m'est égal, c'est ce-

» lui que je guette depuis long-temps, je le tiens
» dans mes filets, il ne l'échappera pas : le
» vulgaire ignorant qui dénigre tout, qui se
» plaît à dire plutôt le mal que le bien, à
» l'augmenter, et faire retomber la faute sur
» celui qui a opéré, il faut que je me range
» de son côté ».

En conséquence, il ne dort plus, il n'a pas
le temps de prendre ses repas, il achète une
flûte, en fait son déjeuné en marchant len-
tement, parce qu'il a des cors aux pieds et
qu'il est sujet à la goutte. Il va de café en café,
il veut avoir des faits, des renseignemens positifs de personnes qui ont été présentes, il
s'informe dans le voisinage, car il sait que le
mari est M. Tardieu, artiste, graveur de la
Marine ; il va au bureau du ministre de la
marine, il y trouve le mari d'une dame qui
étoit présente ; il revient au Musée des Artistes, on lui indique une femme, c'est la
garde ; il va la trouver, lui qui sait si bien faire
la cour aux dames ; il la flatte, trompe sa bonne
foi, en reçoit des éclaircissemens, il rédige
des notes à sa guise, mais il ne connoît pas
le mari ; les promesses qu'il fit sans doute, à
celte heureuse rencontre, la changea bien vîte
en une entremetteuse telle qu'il desiroit ; elle

lui promet de le conduire, et ils partent aussi-
tôt; elle le présente à l'époux éploré de la perte
qu'il vient d'éprouver, ne songeant point à
accuser celui qui avoit sa confiance et celle
de son épouse, celui à qui il avoit dit qu'il
prenoit tout sur son compte, qu'il le prioit
d'opérer sans crainte.

M. Sacombe, s'annonce comme accoucheur
très-sensible et pénétré ; il dit à M. Tardieu,
qu'il partage sa douleur : venant pour le consoler, il veut verser le baume salutaire sur
la plaie encore saignante (il y avoit à peine
huit jours), il promet guerison cértaine ; mais
il ne dit pas le feu qui couve sous la cendre.
Le serpent malin, caché sous l'herbe et les
fleurs odoriférantes , ne se relève pas avec
plus de force pour faire une nouvelle plaie et
plus envenimée, que le docteur prétendu consolateur et guérisseur ; il se glisse par des
propos mielleux, il prépare son dard, et le ve-
nin de sa salive sert à aiguiser les armes qui
doivent éblouir un infortuné, qui ne sait pas
les piéges qu'on veut lui tendre, et les filets
dans lesquels il va donner, où il se trouvera
enveloppé et pris.

On lui lit des notes, madame Bridiff dit que
c'est elle qui en a fourni les matériaux , son

enfant sacrifié, son épouse immolée. — Les larmes coulent à grands flots.— Arrêtez-vous un instant, lui dit le consolateur perfide, c'est M. Beaudelocque qui vous fait verser ces larmes amères. — Je n'ai rien à lui reprocher. — Comment, Monsieur, c'est lui qui a tué votre enfant, ce fruit chéri dans lequel vous espériez vous voir revivre, c'est ce bourreau qui a fait et laissé périr votre tendre épouse, femme si chère et si respectable. — Nouveaux sanglots.... Mais, Monsieur.... je l'ai prié.... je lui ai dit, que je prenois tout sur mon compte.— C'est la tendresse que vous aviez pour elle qui a mis le comble à sa barbarie ; c'est un assassin, un scélérat qu'il faut punir.—Ce que vous me dites me fait frémir d'horreur et d'effroi.— Vous pouvez vous rassurer, je connais le moyen de publier votre infortune, vous intéresserez les ames sensibles. — Cela ne me rendra pas mon épouse et mon enfant ; vous voulez donc perdre M. Beaudelocque. —Il faut pour le bien général, pour l'humanité, le mettre dans le cas de ne plus immoler de femmes, car vous ne savez pas le nombre qui a péri entre les mains de ce soi-disant roi des accoucheurs. — Encore une fois ; je ne reverrai plus mon épouse, son fruit et le mien. —

Cela est vrai; mais croyez moi, signez les notes que je vous présente, madame Bridiff signera, ainsi que les autres personnes qui étoient présentes; il n'y aura que vos parens dont la signature ne m'est pas nécessaire. — M. Tardieu signa , madame Bridiff de même, et on alla trouver les autres, qui en firent autant.

Fier de ce succès, on invoque la Lucine Française , elle est dans le cœur et la tête de celui qui lui donna le jour ; aussi-tôt un numéro rempli de ce fait, un autre numéro où l'on fait quelques additions, cela ne suffit pas, parce qu'il n'y a que quelques gens de l'art qui lisent Lucine. Eh! vîte, plume infatigable, extrait de numéro, AVIS AUX FEMMES ENCEINTES, impression à mille exemplaires, envoyés en forme de lettres , adresses mises de la main de M. Sacombe; il n'y aura pas assez de commissionnaires, cela coûtera trop; on en donne à quelques perruquiers , à des boulangers , à des gardes de femmes en couche , à des commères , à des entremetteuses : si celles-ci ne sont pas bien payées, elles en allumeront leur feu. Il vaut mieux prendre la petite poste , cela est plus sûr, plus expéditif; qu'importent les frais pour ceux qui recevront la lettre , c'est une bagatelle ; aux autorités constituées,

dans la famille impériale, aux maris sur-tout dont on sait que M. Beaudelocque a la confiance des épouses.

Oh! maudite Lucine! maudit AVIS! c'est vous qui répandez la consternation dans les familles; vous portez le coup le plus terrible dans le cœur des mères, prêtes à donner le jour aux fruits d'un tendre et chaste amour. On frémit en lisant des faits aussi mensongers que grossièrement articulés; on ignore s'ils sont rédigés sur des récits mendiés, surpris, et que n'ont pu faire des témoins ignorans dans l'art des accouchemens, ne connoissant pas ce qui est mal ou bien. Un cœur pur, innocent, ne sait faire le mal, il ne sait ce que c'est que vengeance; il n'y a qu'un Sacombe pour oser tout susciter et tout corrompre, allumer le brandon de la discorde, aiguiser les poignards de la calomnie la plus noire et la plus atroce que l'on ait jamais vue : il sait cependant que cela fera refluer la pratique sur d'autres accoucheurs; il espère en avoir sa part, parce que les esprits pusillanimes ne manqueront pas de quitter M. Beaudelocque. Qui ne seroit pas révolté? Quel est l'homme sensé qui auroit pu rester impassible à de pareils traits? M. Beaudelocque se voit attaqué dans son honneur, sa

probité, sa moralité, une réputation acquise
par plus de 45 ans d'études et de pratique.
Ce n'est pas assez d'avoir éprouvé et d'é-
prouver encore tous les jours les désagrémens,
les angoisses inséparables d'un art qu'il exerce
et professe avec honneur et sensibilité. On le
représente comme un bourreau, on le traite
de barbare, de féroce, d'avide du sang des
femmes, d'un sexe le plus sensible, le plus
aimable, à qui nous devons tout, pour lequel
il n'y a pas d'accoucheur qui ne doive tout
faire et même quelquefois souffrir. Il est appelé cupide. Est-ce d'honneur ? chacun est jaloux de le conserver : est-ce de fortune ? Si celle-
ci lui a souri, que n'a-t-il pas fait pour le
malheureux, lui qui n'a jamais paru dans les
tribunaux pour réclamer des honoraires ; lui
qui a reçu de sang-froid ce que la générosité
a pu lui offrir en reconnoissance des services
qu'il a rendus à plus de quarante mille mères.
Il n'a jamais rien demandé aux autorités constituées ; les magistrats ont souvent jugé des con-
testations d'après son avis. C'est à lui que sont
confiés les emplois de l'Instruction publique,
les fonctions d'accoucheur en chef d'un hos-
pice, dont l'établissement aussi précieux à
l'état qu'il fait l'éloge et l'honneur de ceux

qui l'ont établi dans des momens de troubles, et le dirigent maintenant sous un gouvernement sage et éclairé. Ses talens sont connus et prouvés par le nombre de bons élèves, de grands maîtres de toutes les nations qui sont sortis des écoles de Paris, et propagent au loin des principes salutaires; ils le sont aussi par l'assentiment des sociétés savantes, qui ont été jalouses et se font honneur de l'avoir admis en leur sein.

Ce sont ces qualités qui portent ombrage, et excitent l'envie et la jalousie : de qui ? D'un pauvre Sacombe, l'être le plus vil, le plus bas, tartuffe et méchant, un misérable individu qui n'est d'aucune société savante. Il est du Musée des artistes; il n'en étoit pas connu lors de son admission ; beaucoup de membres éclairés disent à présent : Nous avons été trompés et séduits par des apparences oratoires, par des talens que l'on auroit pu supposer propres à faire le bien : mais c'en est fait, il a perdu notre confiance, nous l'abandonnons à son malheureux sort, aux indignes passions qui le dominent et le conduisent à sa perte inévitable.

M. Beaudelocque a pu un instant voir planer sur sa tête un Vampire, qui par un souffle

empesté croyoit détruire ce qu'il avoit de plus
cher ; mais le jour approche où le monstre
rentrera dans le néant ; le vainqueur triom-
phant et plus radieux verra l'humanité, la
médecine, la chirurgie, lui témoigner la plus
sincère et la plus authentique reconnoissance:
je doute même s'il ne sera pas frappé une
médaille pour perpétuer sa gloire ; car à lui
seul étoit réservé le pouvoir de sacrifier sa
fortune et son repos. Les gens sensés, éclairés,
diront: Il a bien fait de poursuivre cet en-
nemi du genre humain, cette peste de la
société, et d'arracher le masque et le man-
teau dont il se couvroit.

Je prévois que je pourrois être traité de
flagorneur, mais ce n'est ni par sotte adu-
lation, ni envie de faire ma cour à M. Beaudelocque, je ne suis point de ses élèves ; mes
études datent de plus loin qu'il s'est livré à
l'enseignement, puisque c'est sous Messieurs
Barbeau, Peau, Deleurye, Sue, Sabattier et
autres, que j'ai étudié. Il peut me connoître,
mais je ne le connois que par ses ouvrages,
par sa réputation justement acquise, par la
confiance qu'il avoit d'une grande famille
respectable, dont il étoit l'accoucheur à Paris,
et moi le chirurgein pensionné, à vingt lieues

dans la Beauce, pendant près de dix-huit ans.

Je le connois enfin, par son malheureux événement , dont j'ai eu connoissance par la femme d'un perruquier, qui m'a procuré l'Avis aux femmes enceintes, dans le temps qu'il fut distribué, et le procès qui en est la suite.

Voilà onze ans passés que je suis dans le département de la Seine , j'ignorois le premier plaidoyer, je n'y ai point assisté ; mais le *Publiciste* en ayant dit quelque chose, je suis accouru aux autres audiences, pour connoître les faits et leur discussion, autant par amour de mon état que pour savoir comme l'affaire seroit traitée ; ce qui m'a porté à en dire mon sentiment, dans deux lettres que j'ai fait insérer aux *Petites-affiches*, et que je rapporte ici à la fin.

J'ai entendu avec le plus grand plaisir M. Delamalle, célèbre Avocat ; il s'est attiré même par son adversaire, le surnom de Demosthène français, malgré d'autres platitudes qu'il a lâchées et qu'il a voulu réparer.

Ce vrai jurisconsulte est l'honneur du barreau , il le soutient dignement ; il réunit la connoissance des loix anciennes et des nouvelles ; il sait les citer à propos, et les appliquer aux circonstances ; il parle aux ma-

gistrats éclairés avec cette facilité et cette
éloquence peu commune ; entendu avec l'attention et l'intérêt le plus grand et le mieux
suivi , par un auditoire nombreux , toutefois
qu'il plaide une cause célèbre. La force de ses
exordes , l'exactitude de sa narration qu'il
confirme à l'appui des auteurs anciens con-
cordant avec les loix nouvelles , ce qui fait
un ensemble qui pénètre au fond des cœurs ,
c'est au moins l'impression qu'il a faite sur le
mien. Il passe souvent du style simple au
tempéré, du tempéré au sublime. Ses péroraisons sont toujours amenées sans les apperce-
voir ; elles ont toutes les qualités qui carac-
térisent l'homme profond et le véritable orateur ; mais ses conclusions font toujours trem-
bler les parties adverses ; il demande peu ,
étant presque toujours sûr d'obtenir beaucoup , car il gagne le plus souvent la cause
qu'il plaide, et il sait ne pas se charger des
mauvaises. L'affaire étoit très-épineuse , il
falloit être jurisconsulte, physicien, médecin,
chirurgien-accoucheur ; il falloit du savoir ,
il en a ; de l'énergie, il n'en manque pas ;
des talens, il en a plus qu'il n'est gros; quant
aux qualités de médecin , de chirurgien , il
est fils de chirurgien ; il a été bercé avec les

principes, il est dans le cas d'en apprendre
à son adversaire; mais accoucheur, il ne s'en
flatte pas : cependant il pourroit dans bien des
cas, faire moins de fautes que Sacombe ; il
n'y a qu'un passage que je n'ai pu digérer.
Comme je m'attache à dire la vérité, il faut
que je décharge mon cœur. « Il a dit : pas un
» seul enfant n'a été extrait, vivant, de l'ab-
» domen où il avoit pénétré après la rupture
» de la matrice ». Il me plaît à croire qu'il
doit cette phrase à l'Encyclopédie méthodi-
que où on rencontre souvent des fautes, puisque ceux qui en ont fourni les matériaux n'é-
toient pas irréprochables. A cette occasion
je vais rapporter, extrait de mes cahiers, une
leçon de M. Lambron, professeur d'accouchemens au collége d'Orléans, ayant été son
élève, son prévôt (j'ai demeuré chez lui
vingt mois); il nous dit : Messieurs, « la rup-
» ture de la matrice est réelle, je viens de
» vous en dire les causes, elle n'arrive guère
» avec la possibilité assurée de sauver la mère :
» cependant, je ne désespérerois pas d'en voir
» sauver, selon l'endroit de la rupture et le
» laps de temps qui se seroit écoulé entre
» cet accident et l'opération ; mais quant à
» l'enfant, il est plus probable que l'on puisse

» le retirer vivant, si l'accoucheur est pré-
» sent, et s'il reconnoît cet accident. Dans
» une grande douleur l'enfant heurte si fort
» et si sensiblement, que la femme montre
» quelquefois l'endroit qui répond à la place
» où elle a senti comme craquer ou déchirer ;
» elle ressent une espèce de cuisson, une cha-
» leur plus grande intérieurement à cet en-
» droit ; elle n'a plus de douleurs expulsives ;
» le pouls qui est ordinairement élevé, pré-
» cipité, devient alors plus foible, plus ra-
» lenti ; le coloris du visage change, dispa-
» roît et devient extrêmement pâle ; les yeux
» se cavent et se cernent ; la malade dit qu'elle
» se sent bien foible, elle tombe en syncope,
» elle revient à elle ; mais peu après elle re-
» tombe jusqu'à cinq à six fois, plus ou moins,
» selon l'endroit de la rupture, et selon que
» la femme est robuste, et la durée du
» travail ; sa vue s'affoiblit, s'obscurcit, le
» pouls devient très-intermittent ; les extré-
» mités se refroidissent ; son corps se couvre
» d'une sueur froide ; sa voix s'éteint, en-
» fin la dernière syncope est convulsive et
» suivie de la mort.

» L'accoucheur ne doit pas s'alarmer, c'est-
» là où il a besoin de courage et de fermeté ;

» il doit avoir prévenu les assistans dès qu'il
» saisit la connoissance de l'accident ; il doit
» aussi demander des gens de l'art ; s'il ne
» peut s'en procurer, il n'y a pas beaucoup
» à attendre, assisté de deux ou trois témoins,
» si la femme vient à mourir, il fait aussi-tôt
» l'opération à l'endroit le plus convenable,
» ou à celui où la femme a pu dire qu'elle
» avoit senti la rupture ; on retire vîte l'en-
» fant avec le placenta, il est quelquefois si
» foible, qu'il est long-temps sans donner des
» signes de vie, on emploie les moyens dont
» je vous ai parlé dans une autre leçon. Il y
» a des observations de succès, j'en ai fait
» plusieurs, et Girouard, mon élève, a été
» présent une fois où j'ai réussi pour l'enfant ».

M. Beaudelocque, dans ses recherches sur
l'opération césarienne, page 58, dit : « Lam-
» bron, chirurgien à Orléans, a fait l'opéra-
» tion deux fois à une femme, dont la ma-
» trice s'est déchirée deux fois dans deux
» accouchemens consécutifs, et l'enfant, cha-
» que fois, a passé en entier dans la cavité
» abdominale ; elle en a donc guéri les deux
» fois, puisqu'elle a accouché depuis très-
» heureusement. Elle fut opérée la première
» fois, le 9 août 1775 ; et la seconde, le 30

» décembre 1779 ». Je n'étois plus alors à
Orléans. M. Barbeau nous a dit la même
chose que M. Lambron ; il nous a dit de plus,
qu'il y avoit des signes qui annonçoient que
la rupture devoit se faire, je ne les rappor-
terai pas, puisque ceux qui seront curieux de
savoir ce qu'il dit, peuvent avoir recours à
son cours d'accouchemens, en deux volumes
in-12, imprimé en 1775.

On me passera cette digression, qui, je crois,
n'est pas déplacée, et est assez intéressante.
L'affaire que M. Delamalle a si bien plaidée,
est célèbre sous tous les rapports, elle fera
époque dans les Annales de jurisprudence, et
dans les Fastes de la médecine, de la chirurgie, de l'art parturien. La postérité la plus
reculée apprendra le genre particulier d'injures et de calomnies de Sacombe, le prétendu
novateur de la fin du dix - septième et du
commencement du dix-huitième siècle, qui
pour échafauder une espèce de doctrine en
1804, s'est servi de moyens illicites, mensongers, injurieux et calomnieux ; ils sont
réels, puisqu'ils portent le caractère de l'imposture ; ils sont illicites, puisqu'ils sont dictés par la haine, l'envie, la jalousie et la
vengeance, ce qui les rend abominables ; ils

sont exécrables, puisqu'ils troublent l'ordre de
la société, jettent l'effroi dans les cœurs sensibles, et peuvent faire bien du mal à des mères,
en exaltant leur imagination, et par suite
aux enfans. Il étoit donc utile, même indispensable, d'en poursuivre l'auteur et d'en
demander la réparation. Que dis-je la réparation ? On peut guérir une plaie grave, mais
on ne peut faire disparoître la cicatrice. Il
faut la punition de celui qui fait une plaie
à dessein de nuire, et de tuer civilement l'adversaire ; la punition sera-t-elle en proportion du mal ? les loix existent, on ne pardonne
jamais à un coupable de cette espèce. Les
législateurs anciens, avoient jugé le mal si
grand, qu'ils regardoient comme voleur, assassin, une peste publique, et la peine de
mort étoit la répression du calomniateur : nos
loix modernes ont adouci la punition, elle
a été commuée en dédomagemens, en amende
reversible aux secours des indigens. La lutte
des optimistes et des pessimistes n'est pas
terminée, car si le condamné est hors d'état
de payer ; s'il est en hôtel garni, il n'y a
rien à saisir, et à vendre, il restera dans la
société avec la honte ; mais il n'en a pas. Il
peut toujours sourdement chercher à nuire,

et il le fera ; il devroit être mis hors d'état de
le faire ; ainsi aux Petites – maisons le calomniateur , il ne paiera pas d'hôtel garni ;
d'ailleurs c'est une tête désorganisée qu'il
faut mettre à l'écart ; il pourroit tout casser
et briser de rage et de désespoir, à la chaîne
dans une loge ; voilà ce qu'auroient pu penser et ce qu'auroient pu faire nos législateurs
régénérateurs. Je vais vous parler du plaidoyer de M. Sacombe ; il a pris seulement
un avoué pour remplir les formalités judi-
ciaires , et demander les conclusions ; je n'ai
rien à dire de celui-ci , il s'est acquitté de sa
mission tout bonnement et simplement , et
s'est mis du côté des Sacombistes , avec lesquels je l'ai entendu faire chorus dans la
grand'salle , après l'audience. Si les paroles
sont payées comme les poires d'Angleterre ,
deux pour un liard, son aubaine ne sera pas
forte ; car on dit Sacombe n'être pas géné-
reux. Comme chef d'une nouvelle secte , il
a voulu faire étalage de son art oratoire, qu'il
a exercé, professé avant de se dire accoucheur. Il a voulu briller comme Cicéron ;
jamais celui-ci n'a sali ses discours de petitesses et de rapsodies déplacées, comme cet
écolier dont quelques moyens frappans sont

atténués par une foule d'hyperboles , de so-
phismes , des répétitions nombreuses , divers
dialogismes , des imprécations , des défis , des
menaces, des doléances : j'ai très bien entendu
et bien retenu. Si sa défense eût été basée sur
des moyens justes, légitimes, décens et scien-
tifiques, il n'auroit pas terni la gloire d'orateur cicéronien , qu'il vouloit opposer à celle
du Démosthène français.

Ses torts existent, parce qu'il a dit ce qu'il
a fait ; il les a confirmés en les répétant à l'audience, en disant « que la calomnie étoit utile,
nécessaire , même indispensable, si-tôt qu'il
s'agissoit de la vie de plusieurs individus ». Il
s'est appesanti sur sa prétendue doctrine, et
son art d'enseigner ; il a voulu apprendre
aux juges à être accoucheurs en moins de cinq
minutes, sans manequin ou fantôme, sans
même qu'il soit besoin de femmes : on n'a
pu s'empêcher de rire de pitié. Ses expressions injurieuses, calomnieuses contre le client
de son adversaire , l'ironie qu'il a voulu faire
de celui-ci, en disant « qu'il avoit sué le Beaudelocque » , ses diverses comparaisons , sont
aussi viles que honteuses pour lui.

On lit dans un numéro de son journal.
« Les scelérats que je poursuis et que je pour-

» suivrai sans relâche , ne trouveront pas un
» défenseur parmi les hommes de l'art, pro-
» bes et éclairés ». Dans son plaidoyer, il a
dit, en se retournant : « Y a-t-il ici un mé-
» decin , un chirurgien, un accoucheur , qui
» veuille prendre la défense de M. Beau-
» delocque, parlez, Messieurs (le silence le
» plus profond régnoit). Il ne s'en présente
» pas , parce que sa cause est mauvaise ».
Quelle audace ! quelle effronterie !

J'étois dans un coin de la salle près le poêle,
je me suis dit : Vous savez, M. Sacombe, que l'on
n'a pas le droit de parler et de faire des scènes
dans un tribunal ; mais patience, vous me le
paierez. Voilà la véritable cause qui me fait dire
la vérité au public. C'est l'honneur des accoucheurs que je veux défendre , on a bien pu
en parler en particulier ; mais personne n'a
osé le faire comme moi, ou du moins, je ne
sache, qu'il y en ait qui eussent mon courage. Craindroit - on M. Sacombe ? Est-ce sa
plume vénéneuse que l'on redouteroit ? Il n'a
d'épouvantable que ses injures , ses calomnies ; mais je ne les crains pas ; il poursuit
mes confrères, la plupart hommes probes et
éclairés : je suis armé de pied en cap, et je
défends tant bien que mal. S'il est assez lâ-

che et poltron pour me céder le champ de bataille, je pourrai toujours dire que M. Sacombe est incomparable, même inimitable. Le fait medico-chirurgical-praturien, a été amplement discuté par M. Delamalle ; tout ce qu'a pu dire M. Sacombe, n'est qu'un échafaudage monstrueux, et incapable de soutenir ce qui est prêt à écrouler. Il est un fait particulier et essentiel, dont, je crois, il n'a point été parlé ; il faut ne rien laisser à desirer sur un sujet aussi important, et voilà les réflexions que j'ai faites.

Madame Tardieu, a-t-on dit, est accouchée trois fois avant la couche malheureuse à laquelle elle a succombé ; on ne s'est pas bien expliqué sur les trois premières fois, et c'est ce qui m'a fait commettre une faute dans la deuxième lettre que j'ai fait insérer au journal, et que l'on peut voir ici à la fin. J'ai eu des éclaircissemens positifs de personnes dignes de foi ; ainsi voilà la réalité.

C'est M. Beaudelocque cadet, qui a accouché la première fois madame Tardieu, d'une fille qui vit encore, ayant dix à onze ans ; elle étoit très-petite, très-foible ; il avoit cru même, qu'elle auroit eu peine à exister : il avoit reconnu les vices organiques du bassin ;

il avoit jugé qu'elle auroit peine à mettre au monde des enfans vivans, à moins qu'ils ne fussent très-petits ; il en avoit prévenu l'époux et l'épouse, leur donnant même des conseils très-sages, qui n'ont point été suivis. M. Coutuli l'a accouchée la seconde fois, d'un enfant mort et pas à terme complet ; il a reconnu aussi le vice organique du bassin, et il étoit assuré que si elle venoit enceinte d'autres enfans, et qu'ils fussent vivans en venant au monde, elle auroit des accouchemens laborieux.

M. Marquais l'a accouchée de jumeaux la troisième fois ; ils étoient si petits et si foibles, qu'ils sont morts en naissant ; il a dit dans la grand'salle du palais, après une audience, en présence de plusieurs témoins (j'étois du nombre), qu'il n'y avoit pas eu de difficultés à cet accouchement, mais qu'il avoit reconnu le vice du bassin, et qu'il étoit très étroit de devant en arrière ; il ajouta que Sacombe, ayant appris qu'il l'avoit accouchée, il avoit été le trouver il y avoit peu de jours pour avoir des renseignemens : s'étant annoncé homme de l'art, il lui avoit dit. Madame Tardieu avoit le bassin très-étroit de devant en arrière, et qu'il s'étoit en allé. Sacombe peu

satisfait de cette réponse, s'est bien donné
de garde d'en parler, et personne n'en a di_
un mot dans le cours du plaidoyer ; c'est pour-
tant une chose très-essentielle , et qui jointe
à l'opinion des deux premiers accoucheurs,
fait beaucoup pour M. Beaudelocque aîné.

Madame Tardieu est devenue enceinte une
quatrième fois , elle attribuoit au défaut de
lumières et à l'inexpérience de deux accoucheurs , qui l'avoient secourue dans les accouchemens où ses enfans étoient morts ; elle
ne pensoit pas à la conformation de son bassin (les femmes en général ne sont pas portées
à croire à ces défauts , il est difficile de les en
convaincre); elle étoit cependant tourmentée
d'inquiétudes, par ce que lui avoit dit M. Beaudelocque cadet ; elle ne savoit à qui donner
sa confiance ; elle étoit disposée à l'accorder
à M. Jacques, qui fit plusieurs visites pendant
les premiers mois de sa grossesse , il tâcha de
la rassurer sur les craintes et les raisons qu'elle
lui alléguoit : il fut consulté à quatre mois
et demi , pour une saignée que l'on présu-
moit nécessaire. Qui est-ce ? Sans doute madame , sans doute ses parens , sa garde , ou
les amies qui lui rendoient des visites : et
voilà les médicastres qu'il faut écouter, qu'il

faut croire, et qui souvent font bien du mal, parce que l'imagination frappée de cette prétendue nécessité, si elle est contrariée, le mal est plus considérable, et la saignée est utile ou nuisible. M. Jacques ne voulut pas se rendre aux opinions, il ne la croyoit pas nécessaire; il ne la pratiqua pas, on lui retira la confiance. On n'a pas dit, s'il avoit employé le toucher dans le cours des différentes visites, c'étoit cependant une chose essentielle, puisqu'il vouloit faire dissiper les craintes; il auroit reconnu le vice du bassin; il auroit dû dire les raisons qui lui firent rejeter la saignée, et il n'auroit peut-être pas perdu la confiance.

Madame Tardieu pensant toujours à ce que lui avoit dit son premier accoucheur, elle veut donner sa confiance à M. Beaudelocque aîné; elle l'appelle; elle lui fait part de ses inquiétudes, de ses craintes : celui-ci la rassure autant qu'il étoit en son pouvoir. On lui parle de la saignée, il juge qu'elle ne peut être contraire; elle fut pratiquée, il n'en arriva point d'accidens, au contraire, la malade se trouva plus tranquille et se porta assez bien jusqu'à l'époque du commencement du dernier mois. M. Beaudelocque, pénétré du vice organique reconnu par son frère,

ignorant l'opinion de M. Coutuli, et celle
de M. Marquais, attendit le terme de grossesse
pour s'en assurer. Des signes de pléthore
sanguine s'annoncèrent vers le milieu de mes-
sidor an XI ; les bains furent conseillés, on en
fit usage ; il proposa une saignée, on la rejeta.

Le 4 thermidor , M. Tardieu se rendit
vers les dix heures du soir auprès de l'accoucheur , lui demanda si la saignée trop
différée pouvoit avoir quelque avantage, à
cause .des douleurs de tête , des étourdisse-
mens , des éblouissemens , de l'oppression
qu'éprouvoit son épouse ; il lui conseilla de
la faire pratiquer le lendemain , mais elle ne
le fut que le 8. C'est sur cette saignée que
M. Sacombe fonde le premier chef d'accusation contre M. Beaudelocque ; il dit que le
baromètre étoit à 19 degrés 3 quarts ; que cela
est vérifié par M. Chevalier, marchand de
baromètre et physicien. Il ne parle pas d'un
autre baromètre plus sûr que ceux du physicien, c'est le pouls, la boussole et le guide
des vrais médecins : mais M. Sacombe qui
fait voir qu'il ne l'est pas sans être auprès
des malades, sans toucher le pouls, il sait ce
qu'il faut faire ou ne pas faire ; c'est un singulier médecin. Oh ! le pauvre homme ! le ché-

tif accoucheur ! Si ses connaissances sont aussi concentrées que le vif argent de son baromètre, il y a beaucoup à craindre que la tempête ne fasse crever son tube très-mince et étroit. On ne peut s'empêcher d'en rire, mais de pitié.

Les autres chefs d'accusation de Sacombe sont pour le moins aussi pitoyables que le premier ; ils roulent sur l'histoire d'une pantoufle égarée, sur des mots, sur un long sommeil de M. Beaudelocque, sur ce qu'il dit que M. Beaudelocque n'a pas fait et qu'il auroit dû faire, sur ce qu'il a fait et qu'il n'auroit pas dû faire ; enfin il suppose qu'il a fait des choses qu'il n'a pas faites, et il parle comme s'il eût été présent, ce qui est faux : ce qu'il dit est d'après des récits qu'il a surpris à des gens qui n'y connoissent rien et lui de même.

Les vices de conformation prouvés par M. Beaudelocque cadet, par M. Coutuli, par M. Marquais, par M. Boyer, par M. Dubois, par M. Burard, médecin judiciaire, qui les a constatés par procès-verbal de l'ouverture du cadavre, en présence de témoins qui les ont signés et affirmés dans l'instruction du procès, tout cela ne plaît pas à M. Sacombe, et n'en est pas moins valide, puisqu'il n'y oppose que

(69)

M. Tardieu, madame Bridiff la garde, et je crois
deux autres personnes aussi dignes de foi; et il
a fini par dire, « que si depuis l'instruction du
» procès il étoit mort à l'Hôtel-Dieu de Paris
» une femme rachitique, dont les vices du bas-
» sin eussent présenté des phénomènes favora-
» bles, on n'auroit pas manqué de le conserver
» pour le supposer celui de mad. Tardieu, que
» l'on auroit dû garder comme cause probante » :
autre sotte rapsodie du sot médecin Sacombe.

Ce qu'il a de mieux dit, sont ses péroraisons ;
elles remplissoient toutes les qualités de l'art
oratoire le mieux suivi ; l'ensemble m'en a
paru propre à gagner quelques suffrages ora-
toriens, sans pour cela rendre sa cause meilleure, au dire de la majorité ; elle est la plus
mauvaise, il est impossible qu'il gagne.
M. Lavigne, défenseur de M. Tardieu, a plaidé
pour lui avec toute la sagacité possible ; il a
traité son sujet de manière à répandre des
fleurs de l'art oratoire : il a touché la sensibilité des juges et de l'auditoire, en déplorant
la perte de l'époux, en retraçant les formes
correctes, gracieuses et agréables de l'infortunée qui n'existoit plus ; il s'est appesanti
sur-tout, en la peignant d'un caractère le plus
doux, le plus enjoué et le plus aimable, abs-

traction faite de ces petits caprices, de ces entêtemens, et de ces petits riens féminins que l'on ne peut voir et exprimer que lorsque l'on est présent, et sur-tout dans les momens douloureux de l'enfantement. Si la perte de l'époux est irréparable, n'est-elle pas semblable à celle que tout autre peut éprouver, en perdant ce que l'on a de plus cher? La mort n'a jamais tort, dit un vieil adage; elle porte sa faulx sur tout ce qui est soumis à son empire; on ne peut la punir de sa barbarie; c'est toujours le médecin ou le chirurgien, mais particulièrement l'accoucheur, qui doit porter le fardeau du reproche, lorsqu'il a le malheur de voir périr une de celles dont il avoit la confiance. On répand toujours des nuages sur sa conduite, le vulgaire ignorant se plaît toujours à forger des si, des mais, des car; alors les envieux, les jaloux, et le plus souvent des ignorans, profitent d'une infortune et d'un malheur dont ils ne sont eux-mêmes pas exempts. Peut-on éclairer le vulgaire? il faudroit le supposer capable d'instruction. Les envieux et les jaloux sont plus faciles à connoître qu'à corriger; ils sont le plus souvent ignorans par principe et méchans par le fait; gens à système, suffisans, agissant par ruses, sourdement, employant les supercheries qu'ils peuvent imaginer, ils ont l'air de n'y pas penser, et ils captent la confiance. Que peuvent faire ceux contre lesquels on se déchaîne ? parer les coups autant que possible, et dire la vérité.

Le défenseur Lavigne n'a-t-il pas voulu aussi traiter le fait de l'art parturien : il n'a fait que copier le Sacombisme, et ne convenoit point dans la bouche de M. Tardieu, qu'il a voulu faire parler par son organe. Si la culpabilité de son client est basée sur des signatures répétées , accordées sans réflexion à l'instigation de M. Sacombe; s'il les confirme par foiblesse, par ignorance, il auroit mieux fait , comme a dit M. Delamalle, d'avouer la séduction et se retirer de la cause : on auroit pu voir en M. Tardieu un homme pénétré de douleurs et de regrets, un homme séduit et trompé, sensiblement affecté de s'être laissé entraîner dans une mauvaise affaire par la méchanceté du séducteur.

En vantant ses talens de graveur, en disant qu'il savoit distinguer des formes et proportions extérieures , qu'il les exprimoit avec exactitude au burin, il falloit prouver qu'il avoit des connoissances en anatomie, en ostéo-

logie. Un mari , un artiste dépourvu de ces
lumières, ne peut distinguer les dimensions
internes du bassin. Sont-ce les membres du
Musée des artistes, ses amis et les témoins de
Sacombe , qui peuvent les calculer avec les
proportions de la tête qui devoit en franchir
les détroits? Pas un de ces témoins n'a parlé
du volume de la tête combinée avec les dimensions du bassin exposées par les gens de l'art.
M. Lefevre, imprimeur de Sacombe, est aussi
impliqué dans l'affaire comme complice, son
défenseur a assez bien parlé, mais il a aussi
voulu traiter le fait de l'art (en vérité tout le
monde s'en mêle) ; ce qu'il a dit d'assez curieux , est la leçon qu'il a voulu donner aux
jeunes élèves.

Le défenseur de M. Tardieu avoit demandé
la parole pour l'autre audience, il ne l'a point
prise. M. le président a prié M. Tardieu de se
présenter, et d'exposer ce qu'il avoit à dire ; il
a eu beaucoup de peine à s'énoncer : on a cependant entendu « qu'il ignoroit la cause de
» l'absence de M. Lavigne, et qu'il venoit de
» prier M. Cotterel de prendre sa place ». Celui-
là, sans pouvoir signé, demande la parole, il
balbutie des mots que l'on n'a pas entendus,
enfin il a dit que c'étoit pour traiter le fait de

l'art médical. Le président lui a répondu qu'il avoit été suffisamment discuté: la parole lui a été retirée.

M. le substitut du commissaire impérial a pris la parole; il a dit peu de chose, et a laissé à la sagesse des juges éclairés de décider si l'affaire seroit continuée. Ils ont délibéré, et le président a prononcé que l'affaire seroit remise au samedi d'après les vacances, et que si M. Cotterel vouloit parler, il se présenteroit avec des pouvoirs en forme, et feroit ses réflexions avant M. le substitut, qui avoit la parole pour la première audience. L'incident de M. Cotterel a mis M. Delamalle en état de dire quelque chose aux magistrats : il les ont bien sentis; mais ce même incident nous a privés d'entendre quelque chose d'intéressant qu'il avoit à dire sur des mots ou passages du dernier discours de Sacombe, et profiter de cette occasion pour mettre au jour des pièces authentiques. Il faut espérer que nous ne perdrons pas pour attendre, et que l'esprit public sera agréablement réveillé à l'audience prochaine.

Voici une analyse succincte que je donne pour conclusion de la vérité que j'avois à dire au public.

M. Sacombe est-il coupable d'injures et de calomnies ? Il l'est, parce que ses dires, ses écrits ont tout le caractère de l'imposture; ils sont dictés par la vengeance, la haine, l'envie et la jalousie ; ils sont appuyés d'une doctrine fausse, dénuée de principes ; ainsi les témoins qu'il a produits sont des ignorans, des espèces d'aveugles qu'il a fait aller comme il a voulu. M. Sacombe est-il un charlatan, un séducteur, un trompeur, une tête désorganisée, un vampire ? il l'a encore prouvé par ses écrits, par la fausseté de ses raisonnemens, et dans plusieurs endroits de son plaidoyer ; les grimaces qu'on lui a vu faire, les différentes teintes de sa figure, ses yeux prêts à verser des larmes lorsqu'il s'est vu déshabillé et rhabillé par M. Delamalle. On ne pouvoit lire dans son cœur ; mais la décomposition de son maintien prouvoit qu'il avoit en lui quelque chose qui le tourmentoit fort. Sont-ce des remords ? les gens de son espèce n'en sont pas susceptibles ; on l'a vu arriver au tribunal avec son épouse et son fils : falloit-il leur faire partager la honte et le déshonneur ; on l'a vu partir et traverser la grande salle du palais avec une audace, une effronterie marquée ; il rioit comme un fou malgré les huées de ses reconducteurs. J'ai

été pénétré de douleur pour sa petite femme
qu'il tenoit par le bras ; elle ressembloit à
Pénélope couvrant sa figure de son voile :
son fils étoit à ses côtés ; il la tenoit par la
main et sembloit lui dire : Maman, nous n'en
sommes pas coupables. Il étoit consterné, intéressant comme sa mère, infortuné par les
fautes du père; puissent les leçons qu'il est venu
recevoir, le détourner de suivre ses traces !
d'une mauvaise souche, il en sort quelquefois
un bel arbre.

Cicéron disoit à Catilina, du Sénat et de
Rome il est temps que tu sortes. Je dis à Sacombe, de Paris et de France, il est temps
que tu fuies. Que deviendra-t-il ? il partira
la nuit sans tambour ni trompette. Il changera
peut-être de nom, il prendra celui d'Ebmo-
cas ; il pouroit changer d'état ; il étoit précepteur ; il pourroit se mettre instituteur, pourvu
qu'il fût capable d'abjurer ses mauvaises in-
clinations ; car en les conservant, il corrom-
proit la jeunesse : possédant l'art oratoire, il
prendroit peut-être le barreau, le déshonore-
roit par ses bassesses. Enfin que devenir ? s'en-
foncer dans les déserts de la Libye, chercher
le Pactole dont le sable fut changé en or après
l'ablution de Mydas ; il emporteroit autant

d'or qu'il pourroit, il étancheroit sa soif ; s'il lui restoit des oreilles, il pourroit passer en Angleterre, où d'habiles vétérinaires le mettroient dans le goût moderne : cela vaudroit mieux que d'aller à Cachant près Paris, où un médecin lui dit un jour, étant en consultation dans une maison où il y avoit une société nombreuse et distinguée qui parloit de son affaire avec M. Beaudelocque : *Si j'eusse été Beaudelocque, ou si vous m'en eussiez fait autant, je vous aurois coupé les deux oreilles.* Je tiens ce fait du médecin même. Voilà ce que j'avois à dire. J'aurois cependant un conseil à lui donner ; car à tout péché miséricorde, on ne demande pas la mort du pécheur, mais sa conversion. Après le prononcé du commissaire impérial, Sacombe pourroit dire : Je déclare à la justice, aux magistrats éclairés, en présence de l'auditoire nombreux qui m'écoute et attend avec impatience le jugement ; oui, je déclare que c'est à tort que j'ai injurié le corps respectable des accoucheurs ; j'ai maladroitement et injustement injurié et calomnié M. Baudelocque. J'ai cru que c'étoit pour le bien de l'humanité et l'avantage de l'art ; je me suis trompé : je ne me permettrai jamais de pareils écarts ; jamais la plume véné-

neuse qui m'a servi, ne rentrera dans mes doigts,
je vais l'échanger contre une salutaire et bien-
faisante. La nouvelle doctrine que j'ai voulu
enseigner est insuffisante , et en opposition
avec une plus ancienne, plus juste, plus rai-
sonnable et reconnue la meilleure; je l'embrasse
de tout mon cœur, et m'adonnerai tout entier
à l'étude de ce que j'ignore ; je n'en veux à
personne ; j'oublierai tout ce que j'ai pu savoir
que l'on a dit de moi. Voilà ma profession de
foi, magistrats ; j'attends avec calme le jugement que vous allez prononcer ; tous les êtres
existans sont mes amis , et je n'aurai plus
d'ennemis. Aussi-tôt on dira: Quelle grandeur
d'ame ! il a eu des torts, nous les oublions si
la suite en fait connoître la vérité. *Hoc opus,
hic labor meus est : vox veritatis testis extin-
gui nequit. Dixit et scripsit.* GIROUARD,
ancien Chirurgien.

Les deux lettres subséquentes sont extraites
des n°ˢ 327 et 336 des Affiches, Annonces et Avis
divers , ou Journal général de France, du mer-
credi 27 thermidor an XII (15 août 1804) , et
du vendredi 6 fructidor suivant. Je les insère
ici pour ceux qui ne les ont pas lues , et parce

qu'il y a une faute essentielle que j'ai rectifiée dans le récit ci dessus. Personne, que je sache, n'a répondu à ces lettres; je sais cependant que quelques-uns ont posé en doute qu'elles fussent de moi; d'autres ont dit que j'étois Beaudelocquiste; j'aime mieux ce titre, si je le mérite, et j'abhorre son antagoniste. Quelques-uns ont dit que je n'avois pas 3o ans de pratique; d'autres disent que je n'ai pas toujours exercé la chirurgie; tous ces dires tacites, qui me sont cependant parvenus, ne sont que des armes des poltrons et des lâches. Et que pensera-t-on de celui, qui traînant au tribunal de paix, une veuve infortunée, à qui il fait demande d'une somme exhorbitante, parce que son défenseur lui a dit ses vérités, et a réduit son mémoire de 81 fr. à 54 fr., payable en quatre mois; il a dit qu'il auroit bien mérité de le régaler d'une vingtaine de coups de canne.

Je demande que l'on fasse imprimer, je répondrai selon que les sujets en vaudront la peine: je laisse à mes agresseurs et sots antagonistes toute la marge et la latitude possible.

INVOCATION.

O Esculape! tu n'abandonneras pas tes fils bien-aimés; s'il en est d'indignes et d'ingrats, inspire-leur l'amour de leurs devoirs et de la véritable humanité: si tu ne peux appaiser en d'autres la soif insatiable de l'or, détourne leurs yeux de la boutique des orfèvres, et si le malheureux ne peut recevoir par leurs mains des secours et des soins, tes fils bien-aimés ne les abandonneront pas!

O divin Hippocrate, dont les immortels écrits ont ouvert la carrière que doivent suivre tes successeurs! il en est qui ne veulent pas les reconnoître, d'autres qui les dénaturent, ceux-là ne connoissent pas les principes de l'art, ils traitent de métier la profession la plus digne, la plus précieuse, la plus utile de la société, puisqu'elle tend à donner la santé. Il règne des dissensions entre ces mêmes enfans; il est bien difficile de les empêcher, parce que l'on est toujours plutôt jaloux des bonnes qualités que des mauvaises. Le méchant, le pervers, l'ignorant, le suffisant, veut toujours l'emporter sur l'homme

humain, droit, franc, sincère, modéré, et qui
ne fait étalage ni de son savoir ni de ce qu'il
fait.

O sublime Grégori! tes écrits devroient être
lus par tous les gens de l'art et par le vulgaire
qui sait lire; ils inspireroient aux uns l'amour
de leur état, de leurs devoirs: il est des ambitieux, des alarmistes; les premiers voudroient
tout envahir, ils ne voudroient voir qu'eux;
les alarmistes sont les plus dangereux, ils
jettent souvent la terreur et l'effroi pour donner plus de relief lorsqu'ils réussissent. Souvent aussi ils font bien du mal, et ils préten-
dent encore en tirer gloire et honneur; ceux-
ci sont aussi ambitieux. Les présomptueux,
les hommes vains qui affectent d'être excédés
de malades, de toujours être en marche, de
se faire appeler la nuit pour paroître avoir
beaucoup d'ouvrages ou beaucoup de malades,
ceux là ont de bien petits moyens, ils ont des
prôneurs mâles et femelles qu'ils salarient ou
dont ils ont gagné la confiance et l'ascendant
pour les faire marcher au gré de leurs passions; mais le plus vilain, le plus abominable,
c'est de sangsurer le public en lui faisant
accroire que l'on ne peut payer trop cher des
opérations où ils ont multiplié des visites sans

nécessité; et pour prouver la parfaite guérisou de quelques maladies secrètes, il en est un dans le chemin de Paris à Saint-Denis, qui propose à quelques Dames de leur faire des garçons à volonté; elles refusent, il insiste, et les jette brusquement sur un lit ; elles appellent à leur secours, on accourt, et on voit Monsieur qui raccommode ses petites affaires comme il peut, se sauve et ne demande pas ses honoraires. Oui, Grégori, ces faits sont véritables, et si ceux qui en sont les auteurs eussent lu tes ouvrages, ils ne s'en seroient pas rendus coupables, à moins qu'ils ne fussent hydrophobes ou insensés.

O Genlis ! ô Sillery ! ô épouse de Necker ! femmes philosophes et vertueuses, l'honneur de votre sexe et du siècle où vous avez brillé ; j'ignore si vous vivez encore ! recevez le tribut d'éloges et de reconnoissance que vous méritez. Vous avez, dans le cours de votre vie, soulagé l'infirme et l'indigent ; vous avez dans quelques endroits de vos écrits, donné les plus grandes leçons à ceux qui, par état, se livrent au soulagement de l'humanité souffrante, et vous n'avez pas dédaigné de faire vous-mêmes ce que vous recommandiez aux autres ; certes, c'est une grande le-

çon que l'exemple. Plusieurs dames non moins
charitables, aussi vertueuses, et courageuses,
ont tendu leurs mains bienfaisantes à l'op-
primé de maux, de souffrances et de malheurs, lorsque la faulx meurtrière de la révolution est venue trancher le fil des jours aussi
précieux et si chers ! ....

Eloignons de notre souvenir ces momens de
deuil; voyons avec la plus grande joie le nouvel
ordre de choses qui rétablit dans leurs fonctions, un sexe seul capable de se livrer à tout ce
dont peut avoir de besoin l'autre malade. Oui,
Mesdames; oui, saintes filles, M. Prevôt de Saint-
Lucien, célèbre avocat, a pris dans des temps
très-peu éloignés, votre juste défense, lorsque vous étiez aux prises avec des sujets peu
dignes de vous remplacer, et je ne puis passer sous silence, ou ne pas retracer le portrait
touchant et vrai qu'a fait de vous l'illustre
madame la marquise de Sillery ! « Oui, on
chercheroit en vain dans l'antiquité païenne,
ces sociétés nombreuses répandues dans toutes
nos villes, composées d'hommes ou de femmes de tout âge, qui consacrent leurs études,
leur liberté , leurs vies aux soins les plus
pénibles ; si les philosophes trouvoient dans
l'histoire grecque ou romaine , quelques

exemples de ces saintes associations, formées
en faveur de l'humanité souffrante, quels éloges ne prodigueroient-ils pas à cette bienfai-
sance surnaturelle ! Combien ils seroient surpris qu'un sexe faible et délicat pût avoir
la force de surmonter des dégoûts qui sem-
blent invincibles, de supporter la vue d'ob-
jets qui révoltent le cœur et les sens, de
triompher de la compassion même, qui les
conduit et les anime, ou, pour mieux dire,
de n'éprouver ce sentiment qu'avec une mâle
énergie, sans aucun mélange de crainte ou
de foiblesse, et de ne connoître enfin de la
pitié, que ce qu'elle peut inspirer d'utile et
de sublime. Cependant il étoit même des philosophes qui voyoient sans admiration les
Sœurs de la Charité, exercer continuellement
parmi nous ces fonctions sacrées ; et ils les
voient chercher, accueillir, secourir, veiller
l'infortuné, panser les plaies du pauvre, le
consoler, le soigner avec une adresse ingé-
nieuse, un courage héroïque, une douceur,
une patience que rien ne rebute. Errantes,
actives, infatigables, elles n'ont point d'ha-
bitation fixe, elles vont où l'humanité les
appelle, elles sont où la maladie et la douleur implorent leur secours, tantôt dans les

prisons et les hôpitaux, tantôt sous les toits couverts de chaume ; souvent elles sont appelées dans les palais. Vouées volontairement à la pauvreté, elles méprisent les richesses ; mais elles donnent au riche souffrant des soins purs et désintéressés, elles se refusent à tous les témoignages de reconnoissance qu'elles inspirent ; leur offrir le plus léger salaire, seroit à leurs yeux un outrage. Telle est la charité chrétienne ; tels sont les travaux auxquels elles se consacrent sans cesse dans le séjour même du luxe et de la corruption ; la religion leur apprend à tout faire, à tout souffrir».

S'il existoit de pareils sentimens dans les officiers de santé, quel bien n'en retireroit pas la société ? Quel avantage pour les progrès de l'art ? Combien de disgraces de moins? Quelle satisfaction au contraire ? Arriveroit-il une infortune, un fâcheux événement ? ce seroit un moyen d'instruction, on s'empresseroit à le réparer autant que possible. Quelques-uns s'écarteroient-ils de leur devoir, on le leur feroit connoître. Il faudroit qu'il n'y eût ni jalousie, ni systêmes, ni esprit de parti, ni suffisance, ni ambition, et que chacun y mît du sien pour entretenir ce parfait accord si desirable, si avantageux, qui tour-

neroit à l'avantage des malades, et entretien-
droit une harmonie précieuse, qui condui-
roit à de grandes découvertes et des ressources
précieuses. Tels sont mes vœux; telles sont les
pensées qui m'ont souvent conduit depuis
que je suis adonné tout entier à l'exercice
d'un art que j'ai commencé à étudier à seize
ans, que j'ai toujours continué depuis 1770.

J'ai publié il y a bientôt cinq ans, en l'an
8, un ouvrage intitulé: *La Rose sans épines,
ou Vénus affranchie du repentir*, &c. Je l'ai
présenté à la société de médecine, au Louvre,
connue alors sous le nom de société libre
d'émulation : quelques docteurs jaloux de ce
que j'avois fait imprimer avant cette présen-
tation, n'ont point voulu examiner le moyen
que je proposois, le traitant de charlatanisme;
ils ont même délibéré et prononcé une dénonciation au ministre de la police générale; je n'a-
vois d'autres protecteurs que les loix, ma *Rose*,
et l'utilité que l'on en peut retirer; la dénonciation a été sans effet. J'ai répondu à M. Se-
dillot aîné, médecin, rapporteur de mon affaire, et à M. Lalisse, aussi médecin, se-
crétaire de la société, par des remercîmens
qu'ils méritoient. Je me suis amusé à faire de
leur conduite un drame comique, intitulé,

les Officiers de santé modernes : il avoit passé à l'examen, j'étois prêt à le laisser jouer : j'ai mieux aimé le retirer pour ne pas m'attirer des ennemis implacables ; je le conserve manuscrit dans ma bibliothèque , je le donne cependant à lire à des amis, quand j'en trouve l'occasion. J'ai publié au mois de thermidor an XII, un *Avis aux Mères et aux Nourrices*, extrait d'un ouvrage plus ample que je mettrai au jour par la suite ; et je publie aujourd'hui cette Vérité au Public, en attendant ceux qui voudront disposer de leurs loisirs pour me répondre ou devenir agresseurs, j'ai des matériaux en assez bonne quantité, et j'en emploierai de nouveaux s'il est nécessaire.

GIROUARD, *ancien Chirurgien.*

PREMIÈRE LETTRE

AU RÉDACTEUR DES PETITES AFFICHES.

La Chapelle , près Paris, 25 thermidor

Monsieur,

Vous n'ignorez pas, sans doute, la cause pendante
à la première section du tribunal de première instance
de Paris ; les journaux l'ont annoncée, elle intéresse
trop la société pour ne pas en parler. Elle fera époque
dans les annales de jurisprudence et dans les fastes de
la chirurgie.

Un auditoire nombreux aux cinq séances qui ont
eu lieu jusqu'à ce jour, les connoissances étendues et
développées par les deux orateurs, font de ce plaidoyer matière à un discours préliminaire d'un Cours
complet d'Accouchemens.

M. Beaudelocque, accoucheur, attaque, pour fait
d'injures et de calomnies, le docteur Sacombe, l'anti-
césarien, journaliste et libelliste.

Je ne suis ni Beaudelocquiste ni Sacombiste, mais
je parlerai avec cette franchise qui me caractérise, et
vous rendrez publique mon opinion , si vous l'en
trouvez digne.

M. Beaudelocque a été malheureux dans l'accouchement de madame Tardieu, tous les accoucheurs
sont exposés à des événemens fâcheux, et le vulgaire
ignorant en fait toujours retomber la faute sur celui

qui a opéré. Je n'attribuerai pas la mort de l'enfant et de la mère aux fautes que l'on dit avoir été commises par celui qui avoit la confiance de l'épouse et de l'époux, il falloit un Sacombe pour oser l'avancer sur des récits mendiés. Je ne connois les faits que par l'exposé des deux adversaires qui se démentent mutuellement. Si les deux hommes de l'art et les deux élèves qui se sont trouvés auprès de madame Tardieu y eussent été avant que M. Beaudelocque eût manœuvré, leurs dires éclaireroient les magistrats, et le public prononceroit sans partialité. L'éloquence de M. Delamalle, célèbre avocat, a brillé dans tout son jour pour prouver les injures et calomnies de celui qui les a publiées, colportées et répandues avec profusion contre son client.

Le docteur Sacombe a plaidé lui-même, il a atténué ses raisons frappantes, et il se seroit bien défendu, s'il n'eût employé que des moyens justes, légitimes et décens ; il ternit sa gloire d'orateur par les petitesses et les rapsodies déplacées ; il est indigne d'un homme que l'on pourroit supposer avoir des lumières et des talens, de se servir d'expressions aussi injurieuses contre les accoucheurs.

Ses comparaisons de renard futé, de sages-femmes en culottes, &c. &c. sont aussi viles que honteuses ; mais la méchanceté, le cœur et l'esprit pervers, l'envie, la jalousie, l'espoir d'envahir le sceptre de premier accoucheur, la férule qu'il voudroit exercer sur ceux qui ne sont pas de son parti, ne pourront jamais le faire regarder comme célèbre, même par les moins clairvoyans. Ses écrits, ses dires, ses démarches et ses

actions le décèlent tout entier. Il s'annonce pour
accoucher toutes les femmes sans accidens et sans instrumens; il se sert cependant de ceux-ci, et il ne parle
pas des malheurs qui lui arrivent. Son apologie de la
calomnie, d'après Bias, aura peine à passer aux yeux
des juges éclairés, sous un gouvernement qui veut
l'ordre, la paix et la tranquillité d'un peuple policé.

Après l'audience du 21 du courant, j'ai entendu
son avoué vouloir faire son éloge, et dire qu'il avoit
été entendu avec intérêt; je ne puis m'empêcher de
répondre que ce n'est pas autant qu'il pense, puisqu'un trait entr'autres qui caractérise son client, est
d'avoir dit que si depuis l'instruction du procès il étoit
mort à l'Hôtel-Dieu une femme rachitique dont le
bassin eût présenté des phénomènes favorables, on
n'eût pas manqué de le conserver pour le supposer
celui de madame Tardieu, que l'on auroit dû garder
comme cause probante.

Oh! M. Sacombe, il y aura encore une audience,
M. le commissaire impérial parlera ensuite, et les
juges prononceront. Trop heureux si vous en êtes
quitte pour un dos à dos et dépens compensés; car je
ne vous répéterai pas le mot d'un médecin, qui vous
a dit que si vous lui en eussiez fait autant, il vous auroit
coupé les deux oreilles; mais vous les conserverez :
O mirum et mirandum !

J'ai l'honneur d'être avec sincérité,

GIROUARD, *Officier de Santé,*
Accoucheur depuis 30 ans.

SECONDE LETTRE.

La Chapelle, 5 fructidor.

MONSIEUR,

Si ma première, en date du 25 dernier, vous a paru intéresser; si vous l'avez crue mériter la publicité; j'espère que celle-ci n'aura pas moins votre assentiment, elle est dans les mêmes principes, tendante au même but. Si l'une a plu à quelques-uns, je suis content; si elle a été indifférente pour d'autres, je me soucie fort peu de ce que pourroient dire en particulier et en secret, les poltrons et les lâches; car s'ils se laissent aller à la peur, s'ils n'osent avancer ni se servir de leurs armes, j'ai jeté le gant et je les attends.

Les sacombistes ont paru triompher après l'audience du 28, une sage-femme célèbre, madame **Pradier**, a rabaissé le caquet de deux êtres, en traitant l'un de misérable Gascon, et l'autre de pauvre blanc-bec. **Les** moyens insidieux et captieux employés par les deux orateurs, à cette séance, sont notoires et faciles à combattre.

En faisant étalage des formes gracieuses et correctes de madame Tardieu; en déplorant la perte irréparable que fait son époux; en vantant ses talens et son habitude à les développer par le burin; il falloit prouver ses connoissances en anatomie parturienne; un mari, un artiste dépourvu de ces lumières, peut-il distinguer les dimensions internes du bassin ? Peut-il les calculer avec les proportions de la tête, qui doit en franchir les détroits ? Sont-ce des témoins, des femmes encore plus ignorantes, qui ne disent pas un mot du volume de la tête, combinée avec les dimensions exposées du bassin ?

La Vénus de Médicis, cette femme accomplie dans les formes extérieures, avoit-elle celles du bassin aussi correctes ? On a souvent remarqué des femmes contrefaites dans les parties supérieures du tronc, avoir le vase secondaire de la génération plus parfait, et accoucher plus heureusement que ces belles et grandes femmes.

M. Sacombe ayant appris que M. Marquais avoit accouché madame Tardieu, de ses deux premiers enfans, alla le trouver pour avoir des renseignemens. Il s'est bien donné de garde de le dire, et la réponse que lui a faite cet accoucheur. « Elle avoit le bassin très-étroit ». Le défenseur de M. Tardieu n'en a point parlé, les témoins n'en ont rien dit; ils sont donc non-recevables dans leurs dires, et l'avocat débouté du ses conclusions. Ainsi je terminerai par les réflexions suivantes : Y a-t-il eu injures et calomnies par M. Sacombe ? M. Beaudelocque a-t-il raison de les poursuivre ? Les fautes imputées à celui-ci sont-elles réelles, supposées et prouvées ? Les magistrats prononceront sur le premier point, le public sur le second, les deux grandes écoles doivent juger le dernier.

M. Beaudelocque perdra la confiance de quelques

esprits pusillanimes. M. Sacombe aura la honte d'avoir voulu faire le mal , sera regardé comme un méchant libelliste , dont la plume vénéneuse le fera succomber , et atterré de remords et de regret de n'avoir rien gagné ; il se verra méprisé des gens sensés ; et semblable au roi Mydas , il ira se laver dans le Pactole , et n'en sera pas plus heureux.

J'ai l'honneur d'être avec sincérité ,

GIROUARD , *Officier de Santé.*

FIN.